Angelika Aliti gab mit der ersten Ausgabe ihres Buches ›Die wilde Frau‹ ihr Debüt als Bestsellerautorin, dann veröffentlichte sie dreizehn weitere Bücher und verschiedene Theaterstücke. Sie begleitete viele Frauen und Männer als Therapeutin und lebt heute in der Südoststeiermark auf dem Schlangenberg. Mit ihren beiden Töchtern stellt sie Blütenessenzen her, widmet sich ihrer Theaterleidenschaft und arbeitet an neuen Buchprojekten.

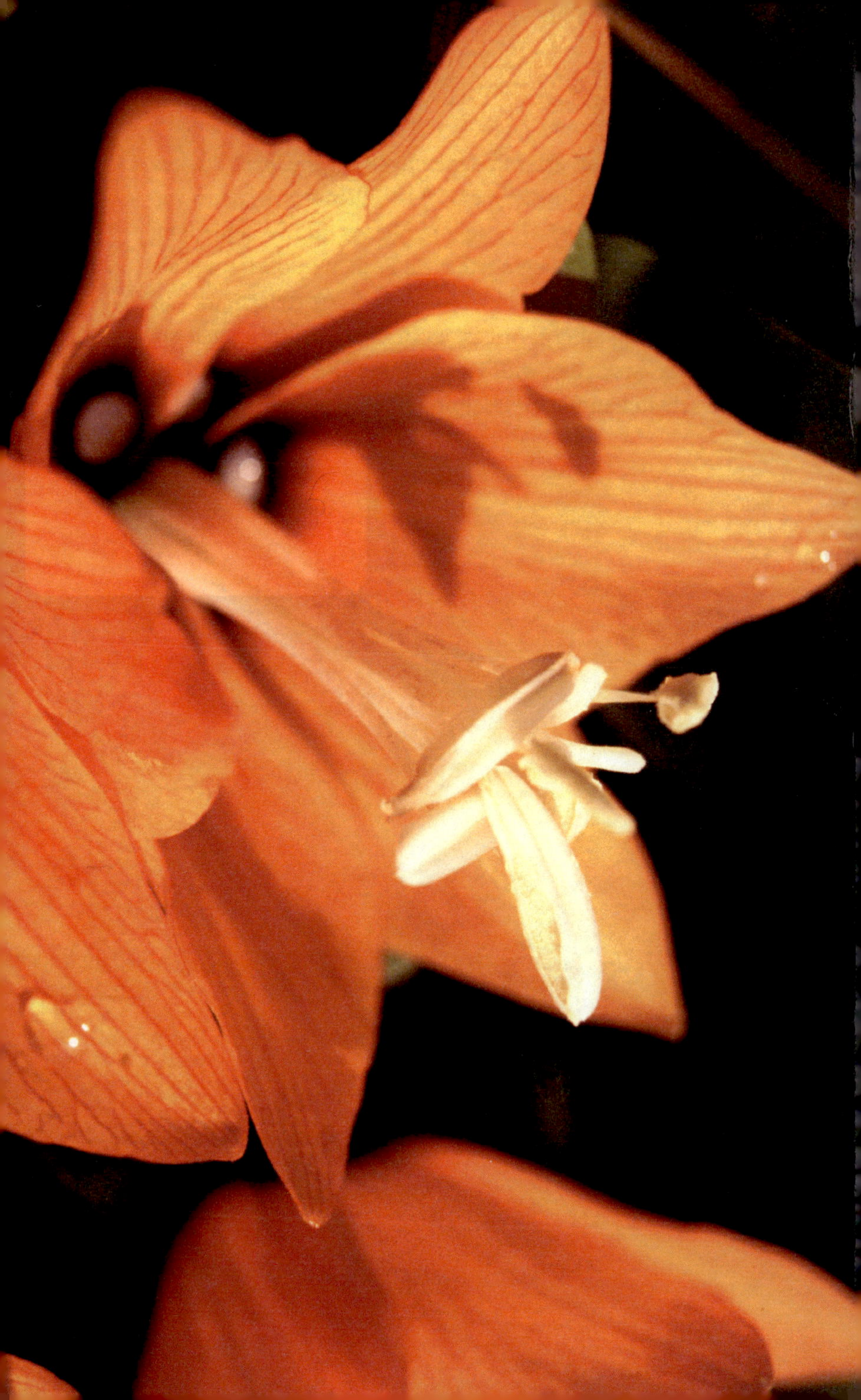

Angelika Aliti

...denn wie ein wilder Garten ist die Seele

vom Glück der Schlangenberg-Essenzen

Edition *Schlangenberg*

Gesamtgestaltung und Satz: logo Grafikdesign
Dipl.-Des. Athena Aliti, Bielefeld (D)
Lektorat: Mag. Andrea Hilbert, Bisamberg (A)

Printed in Austria

ISBN-10: 3-9502033-5-4
ISBN-13: 978-3-9502033-5-6

Die Autorin hat sich in diesem Buch der allgemeinen männlich betonten Sprache bedient. Dies ist aus rein sprachtechnischen Gründen geschehen. Dieses Buch wendet sich an beide Geschlechter.

Inhalt

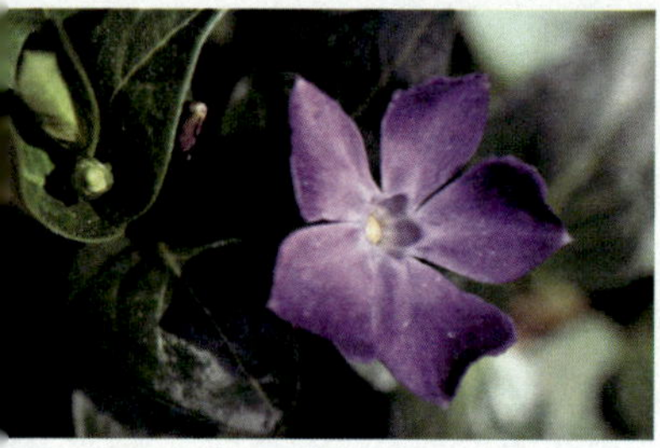

Die Pflicht zum Glücklichsein

...inzwischen halte ich mich, worin alle Stoiker eins sind, an die Natur; von ihr nicht abzuirren und sich nach ihrem Gesetz und Beispiel zu bilden, ist Weisheit. Glückselig also ist ein Leben, welches mit seiner Natur in Einklang steht; dies aber kann uns nicht anders zuteil werden, als wenn zuerst der Geist gesund und in beständigem Besitz seiner Gesundheit ist; sodann, wenn er kräftig und entschlossen, zudem sittlich rein und geduldig ist, sich den Umständen fügt, für den Körper und seine Bedürfnisse besorgt ist, jedoch ohne Ängstlichkeit; achtsam ferner auf die übrigen Dinge, die zum Leben gehören, ohne auf irgendeines großen Wert zu legen, bereit, die Gaben des Glückes zu benutzen, nicht aber ihnen zu frönen. Du siehst, auch ohne dass ich es hinzufüge, dass dem auch eine beständige Gemütsruhe und Freiheit folgen muss, da alles verbannt ist, was uns entweder reizt oder schreckt. Denn an die Stelle der sinnlichen Genüsse und alles dessen, was kleinlich und hinfällig und Unheil bringend ist, tritt eine hohe, unerschütterliche und sich gleich bleibende Freude, Friede und Harmonie der Seele und Größe mit Sanftmut gepaart; denn alle Rohheit ist nur ein Zeichen von Schwäche.

Seneca, Vom glückseligen Leben

Glücklich wird man nicht einfach so und ganz von allein. Das bekommt man auch nicht geschenkt. Keine noch so große Liebe, keine Lottomillionen, kein beruflicher Erfolg zaubern Glück in unser Leben. Das Äußerste, was diese Dinge an Lebensgefühl in uns erzeugen, ist dem Gefühl von ›keine Zahnschmerzen‹ vergleichbar. Das ist anfänglich, wenn wir noch wissen, wie es sich anfühlt, wenn der Schmerz nachlässt, ein wunderbares Gefühl. Aber dann, nach einiger Zeit, wird alles ganz selbstverständlich. Fort sind alle Endorphine, verschwunden die Bestätigung, ein Glückskind zu sein. Die Seligkeit? Wie weggeblasen. Was aber bleibt, ist nicht nur die Erinnerung daran, sondern der große Wunsch, das Begehren danach.

Können wir dieses begehrte Gefühl dauerhaft erzeugen? Der Dalai Lama meint, wir können es gar nicht. Der Mensch produziere darum ununterbrochen Leid, weil er nicht wisse, wie man dauerhaft Glück erzeugt. Alles, was wir zustande bringen, so der Dalai Lama, beginne vielleicht positiv, jedoch nach kurzer Zeit werde daraus Frust und Leid.

Ich kann dem zustimmen. Und würde sogar noch weitergehen: Nichts ist beängstigender als die tatsächliche Aussicht auf dauerhaftes Glück. Das muss man nicht nur erzeugen, sondern auch aushalten können. Glück fordert uns heraus; fordert uns auf, aus unserem gewohnten Unglück herauszutreten wie aus einem Haus, das wir nicht mehr bewohnen wollen. Doch darin hausen wir schon so lange Zeit so bequem. Soll man das alles einfach so hinter sich lassen? All das in langen Jahren fleißig erarbeitete Unglück? Und wer weiß, vielleicht tauschen wir nur altes

Unglück gegen neues, unbekanntes aus und vom Glück ist wieder einmal weit und breit nichts zu sehen?

Vielleicht ist es darum gar nicht so schlecht, dass wir uns beim Glücklichsein so talentlos zeigen? Ich meine immer, wir verhalten uns auf der Suche nach dem Glück so wie der Betrunkene, der unter der Straßenlaterne seine, ein paar Meter weiter im Dunkel der Büsche verlorene Schlüssel sucht, weil er unter ihr wenigstens etwas sieht.

Suchende des Glücks sind wir also allemal. Ich glaube, dazu sind wir sogar verpflichtet. Am unglücklichsten sind die, die es gar nicht erst suchen. Nun müssen wir nur noch glücklich werden. Ich wage die Behauptung, dass wir auf der Welt sind, um glücklich zu werden. Und in Wahrheit ist es gar nicht so schwer zu finden. Wir müssen nur da suchen, wo es ist. Das Glück ist a Vogerl, sagt man in Wien und meint damit, dass es flüchtig sei, kaum festzuhalten und schwer nur einzufangen und wenn, es nicht lang bleibt. Das stimmt eben nur solange, wie wir es im Außen vermuten. In dem, was uns fehlt. Dort, wo wir nicht sind. In anderen Menschen, die es uns schenken sollen. In Dingen, Besitz. Wo aber ist es? In uns selbst. Und nur dort. Glück ist die Essenz des Lebens.

Dieses Buch handelt von Blütenessenzen. Man wird sich fragen, was diese denn mit Glück zu tun haben, außer dass die Verwendung des Begriffes ›Essenz‹ so manche Metapher zulässt. Und war dann nicht gerade die Rede davon, dass das Glück ausdrücklich nicht in etwas außerhalb von uns selbst zu finden ist? Kein Widerspruch. Blütenessenzen schenken kein Glück. Alles, was sie können, ist, dabei zu helfen, das Glück in sich selbst zu finden. Nicht mehr, aber auch nicht weniger.

Nach einigen Jahren Erfahrung mit meinen Blütenessenzen, die wir auf dem Schlangenberg herstellen, und die ich seither zur Beratung von Menschen verwende, kann ich sagen, dass sie Impulse zum Glück geben. Sie inspirieren den Geist zur Selbsterkenntnis; sie geleiten die Seele in die Balance und sie animieren den Körper zur Selbstheilung. Das Glück ist ein Vogerl? Keineswegs. Das Glück ist eine Blüte.

Ich kenne 50 dieser Wege zum Glück. Und ich freue mich, sie mit diesem Buch in die Welt zu schicken.

Schlangenberg im Frühjahr 2008 *Angelika Aliti*

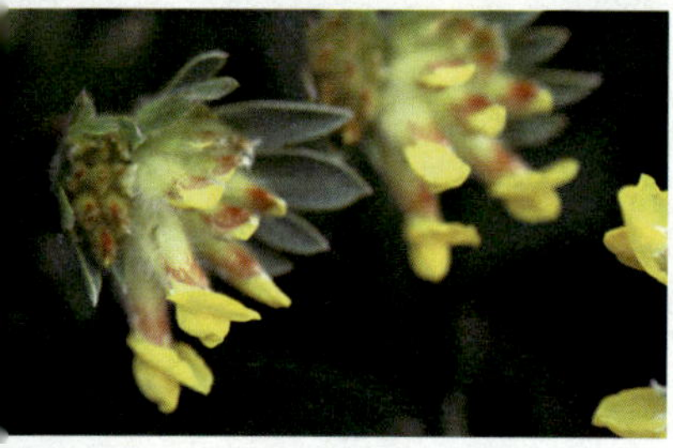

Teil I

Im Leben stehen

Das Leben fordert uns unerbittlich in die Entwicklung unserer Seele und unseres Geistes. Je bewusster wir uns dieser Entwicklung zuwenden, umso besser wird unsere Lebensqualität. Denn diese wird vor allem davon bestimmt, wie sehr wir einen Sinn im Leben finden. Glück und Wohlbefinden sind weitaus mehr davon abhängig, wie sehr wir unserem Sein und Tun einen Sinn abgewinnen können als von materiellem Wohlstand und hedonistischem Genuss. Ein gelungenes Leben. Das klingt gut, das klingt nach wenig Steinen auf dem Lebensweg, nach einem ruhigen Leben, einem friedlichen Leben.

Aber so ist es wohl auch nicht. Es ist keineswegs das leichte Leben, jenes, welches uns wenig Schwierigkeiten und Probleme beschert, das wir letztlich ein gelungenes Leben nennen können. Gewiss, der Mensch hat es gern bequem, und darum erscheint uns ein Leben ohne größere Probleme vielleicht erstrebenswerter als eines mit Abstürzen und Abbrüchen, mit Schicksalsschlägen und Tiefen; jedoch können wir ein Leben wohl vor allem dann als gelungen bezeichnen, wenn der es Lebende es zur Gänze ausgefüllt hat. Das hat so gar nichts damit zu tun, es sich leichtmachen zu können. Sondern eher damit, seine Bestimmung gefunden zu haben, sich seinem Schicksal gestellt zu haben und – was das allerwichtigste ist: sein Potenzial zu entfalten. Wer dabei auch noch die Chance erhält, das eigene Leben planvoll zu gestalten, wie der Maler ein Gemälde, der Schriftsteller einen Roman, der ist ein ganz besonders Privilegierter.

Ob ein Leben als gelungen betrachtet werden kann, ist wohl immer eine Frage des Standpunktes, den wir bei der Betrachtung einnehmen. Der allzu sehr in Leid und Schwierigkeiten verstrickte Mensch wird kaum von sich sagen wollen, dass gerade in diesem Augenblick des Leides sich sein Leben in der Fülle befindet und er seiner Bestimmung folgt. Es ist halt so, wenn man allzu nah am Geschehen klebt, dass dann der wirkliche Überblick fehlt. Ist das Leid überwunden und man erntet gerade die Früchte aller Anstrengungen, sieht die Sache schon wieder ganz anders aus. Manchem gelingt es selbst noch mitten in der Finsternis, hin und wieder einen distanzierteren Standpunkt einzunehmen und sein Leben quasi von einer höheren Warte aus in seiner Gänze zu betrachten. Das sind große Augenblicke. Vielleicht sogar Augenblicke der Erleuchtung. Wann immer diese Gelegenheit besteht, zeigt sich, dass die schwierigen Zeiten mit darauf folgenden glücklichen Zeiten in engem Zusammenhang stehen. Leider lässt sich die Verbindung zu dieser Art Wahrnehmung nicht bewusst erzeugen und darum auch nicht einüben. Wir können lediglich daran arbeiten, für solche Erfahrungen offen zu werden. Denen, die das nicht können, bleibt immerhin noch der Rückblick auf vergangene Situationen. Auch auf diese Weise lässt sich begreifen.

Dieser distanzierte Standpunkt zeigt möglicherweise das einzige einigermaßen zutreffende und realistische Bild, das wir uns von unserem Leben machen können. Da wir aber nicht wirklich in der Lage sind von der Höhe herab auf unser Sein und Tun zu schauen und ein Rückblick nicht viel hilft, wenn es um die Zukunft geht, sind es Bilder aus unserer Kurzsichtigkeit, die unser Leben bestimmen. Ein kleiner Trost: Mag uns auch der Überblick auf diese Weise fehlen, so stehen wir doch mitten im Leben. Es sind auf jeden Fall die Bilder, die wir uns auf diese Weise vom Leben machen, die bestimmen, wie unser Leben wird.

Sie haben, wie sich leicht nachvollziehen lässt, meist mit der Wirklichkeit nicht viel zu tun. Bei dem Versuch, sie umzusetzen, machen wir interessante Erfahrungen mit eben dieser Wirklichkeit. Denn nicht wenige der Bilder, die wir uns machen, knallen mit der Wirklichkeit auf für uns unangenehme Weise zusammen. Da kann es schon passieren, dass von unseren schönen Bildern, die wir uns gemacht haben, nicht viel übrig bleibt. Am Ende wissen wir: Es ist die Wirklichkeit, die bestimmt, welche Bilder wir uns vom Leben machen können.

Das entbindet uns nicht davon, uns auch weiterhin Bilder von unserem Leben zu machen. Auch nicht davon, zu versuchen, sie zu realisieren. Denn darauf kommt es an. Wer das tut, steht mitten im Leben. Und solange wir dort stehen, sind wir, wo wir hingehören.

Denn darum geht es ja die ganze Zeit: Innen und Außen, Seelenerleben und Lebensbewältigung in harmonische Korrespondenz zu bringen. Dies ist der Garant für ein gelungenes Leben.

Die Frage, was denn ein gelungenes Leben ist, führt zu Vorstellungen, die stark von der Kultur geprägt sind, in der ein Mensch lebt. In unserer Kultur spielt der Glücksfaktor eine große Rolle, und die Glücksforschung zeigt interessanterweise, dass die Vorstellungen vom Glück gar nicht so sehr zwischen den Geschlechtern, sozialen Gruppen und Generationen variieren. Gesundheit und Arbeit stehen an oberster Stelle. Arbeit steht hier für den mit sinnvoller Tätigkeit in die Gesellschaft eingebundenen Menschen, der fähig ist, sich selbst zu erhalten. Am klarsten lässt sich übrigens definieren, was wir unter Glück verstehen, wenn wir sagen, was wir für das größte Unglück im Leben halten. Und das ist eben zum einen eine tödliche Krankheit und zum anderen der Verlust des Arbeitsplatzes.

Das klingt alles ein bisschen langweilig und so ganz und gar nicht aufregend. Hauptsache gesund, wer das früher zu mir sagte, war entweder ernsthaft und chronisch krank oder eben mörderisch langweilig. Um ein Leben als glücklich und gelungen zu bezeichnen, ist mir Gesundheit und Arbeit auch heute noch zu wenig. Auch schließt es alle diejenigen aus, die krank sind oder es anderweitig gerade schwer haben. Immer schon meinte ich, dass Glück und Sinnhaftigkeit sich doch immer zeigen müssen, zu jeder Zeit; in jeder Lebenslage; auch dann, wenn man nicht zu den Gewinnern des Lebens gehört. Wäre Reichtum, Gesundheit und Schönheit der Sinn des Lebens, dann würden ja 90 % der Menschheit ein Leben ohne Sinn führen. Wenn Sorgenfreiheit noch dazukommt, so könnten wir die Zahl der ohne Sinn dahinlebenden auf 100 % erhöhen. Dies trifft auf Glück, so es im Außen sich befindet, ebenso zu. Wäre Glück bei denen, denen es gut geht, die reich sind und auch schön, dann hätte kaum einer eine Chance darauf.

Worin kann das Glück bestehen, das auch dann nicht verschwindet, wenn die Zeiten schwer sind? Was ist der Sinn des Lebens, der mir auch dann noch klar ist, wenn es grad nicht so gut läuft?

Ich meine, es ist die Tatsache, mitten im Leben zu stehen. Teil des Ganzen zu sein. Beachteter, akzeptierter Teil des Ganzen. Wir brauchen das Gefühl, dass unser Tun etwas zum Ganzen beiträgt, dass unsere Meinung zählt, dass das Ich ein Du hat, dass wir dazugehören, selbst dann, wenn wir weder wie alle anderen sind noch so sein wollen. Wir brauchen Ziele und Aufgaben. Und die müssen über die materielle Sicherung des Lebens hinausgehen.

Wir müssen uns den Herausforderungen stellen, unsere Aufgaben suchen und viel, viel lernen. Es versteht sich von selbst, dass wir dabei so manchen Irrtümern aufsitzen, die alle ihre Ursachen in den bewussten oder unbewussten Glaubenssätzen haben, die wir uns angeeignet haben, ohne sie jemals auf ihren Realitätsgehalt überprüft zu haben.

Der größte Irrtum, dem wir aufsitzen können, ist die Erwartung, dass wir irgendwann im Leben den Zustand erreicht haben, es geschafft zu haben; fertig entwickelt zu sein; in der Vollendung angekommen zu sein. Unsere seelische und geistige Entwicklung geht lebenslang und endet – zumindest, was diese Dimension angeht – erst mit unserem Tod. Und vollendet im Sinne von vollkommen sind wir sowieso schon von Geburt an, ganz gleich wie unperfekt und unfertig wir auch zu sein scheinen.

Das Leben ist eine Reise ohne dass wir Wege zurücklegen. Der Eindruck vom Lebensweg ist eine kleine Illusion, die uns die Zeit schenkt, während wir doch in Wahrheit auf dem gewaltigen Magneten, den wir Erde nennen, für die Jahrzehnte unseres Lebens festkleben. Dennoch ist das Leben eine Reise. Eine kurze oder lange Reise, niemand kann voraussehen, wie lang sie geht. Aber eben eine Reise, auf der wir uns nicht auf Wegen fort bewegen, sondern geistig und seelisch unterwegs sind. Wir könnten auch sagen, dass die Reise darin besteht, im Leben zu stehen und zu lernen. Das Ziel ist Wandlung. Das Ziel ist der Tod. Schauen Sie das Leben an! Schauen Sie alles Leben auf Erden an! Keiner kommt hier lebend raus! Dabei ist es nur der letzte, der physische Tod, von dem wir nicht wissen, was danach kommt. Alle anderen Tode, die wir sterben, lassen uns ja bereits zu Lebzeiten erleben, dass wir nach turbulenten Zeiten als völlig Neue im Leben stehen.

Wir haben alle unsere Lektionen zu lernen, haben das Leben zu meistern. Für keinen werden Ausnahmen gemacht. Allerdings dürfen wir zu Lernhilfen greifen. Und von diesen soll hier die Rede sein. Und davon, welches Glück gerade diese schenken können, in guten wie in schlechten Zeiten.

Blütenessenzen sind wunderbare Lernhilfen in allen Lebenslagen. Sie sind Sinnfinder, Glücksfinder. Sie stellen die Verbindung zum Leben wieder her, die wir vielleicht verloren haben. Wir leben in Städten, die wie Raumschiffe aus einer anderen Welt nur wenig echtes Leben enthalten. Echtes Leben ist Planet Erde pur. Ein Sternenhimmel, der sichtbar ist. Der deutlich wahrnehmbare Wechsel der Jahreszeiten. Regen, den kein Schirm abhält. Schnee, der nicht einfach nur die Grundlage für Skipisten und Urlaubspanorama ist. Sonne, die scheint, bis die Erde rissig wird. Eine Wiese voller Blumen. Käfer. Heuschrecken, die mit einem Börsengang nichts anfangen können. Wege, die man begehen muss, weil sie sonst verschwinden. Luft, die ihren eigenen Duft hat. Fragloses Dasein.

Als ich vor langen Zeiten mein Stadtleben aufgab und hier heraus in die Natur zog, da glaubte ich, dass ich mich aus dem Leben zurückzöge. Ich wollte raus. Stattdessen landete ich zum ersten Mal mitten im Leben. Ich war drin. Da stand ich nun, sah mich um und stellte fest, dass es an allem fehlte, wovon ich sicher war, dass man es zum Leben braucht.

Ich, die ich gern und ohne nachzudenken alle städtischen Einrichtungen wie selbstverständlich benutzte – U-Bahnen, Straßen, Schulen, Restaurants, Theater, Geschäfte aller Art, in denen man alles bekam, sofort und zuverlässig – ich landete im Nichts. Mein erster Herd war ein Loch in der Erde. Es gab noch keinen Strom und kein Wasser. Telefon? Völlig unbekannt. Das Handy, das ich mir daraufhin kaufte, kostete soviel wie ein gebrauchter Kleinwagen und hatte auch ungefähr dessen Größe. Die Nacht war finster. Der Tag begann früh.

Die Phase der Romantik war nur kurz, erfreulicherweise. Das Lernen begann recht bald. Ich ließ den Acker pflügen, jedoch nicht eggen. Es wurde dann ein heißer, trockener Sommer und die Erdbrocken zerfielen nicht, wie ich es erwartet hatte. Die lehmige Erde der Südoststeiermark versteinerte zu felsbrockenartigen Mini-Gebirgen, auf denen nichts wachsen konnte. Ich setzte größenwahnsinnig Hunderte von Tomaten- und Erdbeerpflanzen in einem einzigen Sommer und wurde anschließend unter Tonnen von Früchten begraben. Ich lernte Kartoffelkäfer kennen und den eigentlich hübschen Kohlweißling, der jedes gezogene Kraut vernichtet. Ich war Ziegenhebamme und bald der Todesengel für manch krankes Tier. Ich riß mir fast einen Zeh vom Fuß, weil ich barfuss Bauarbeiten machte. Gewitter waren plötzlich eine echte Gefahr und eines Tages sah ich meine erste Schlange. Es war eine wunderschöne Äskulap-Natter, schwarzweiß und fast zwei Meter lang.

Immer wieder saß ich mitten auf der großen Wiese. Auch das ist jenseits aller romantischen Anwandlungen eine ziemliche Herausforderung. Von wegen Schmetterlinge und die wunderbaren Gottesanbeterinnen. Dort gibt es auch kampferprobte Ameisen, ecklige Zecken und rachdurstige Erdwespen, die dich noch hunderte Meter weit verfolgen, wenn sie dich zum Feind erklärt haben. Aber eben auch Wiesensalbei und wilder Thymian; doldiger Milchstern und Odermennig; Lungenkraut und Klee; Frauenmantel und Hahnenfuß; Johanniskraut und Veilchen; Clematis, Schlüsselblume, wilde Margerite, Huflattich, Goldrute und wilde Möhre. Natürlich alle zu ihrer Zeit.

Lange Zeit habe ich mich nicht wirklich mit ihnen beschäftigen wollen. Blumen im Garten fand ich unnötig, für mich zählten nur Pflanzen, die man zu Speisen verarbeiten konnte. Gewiss die Zeit der Blüte war wunderschön, all diese weißen Bäume, manche zartrosa. Aber eigentlich doch eher das Arbeitsgebiet der fleißigen Bienen, die ihren Job machten. Und die ungeliebteste Arbeit im ganzen Schlangenberg-Universum war für mich das Heumachen, wenn Gras und Salbei, Frauenmantel und Klee und alle anderen Wiesenpflanzen zu Winterfutter für die Ziegen und Schafe wurden. Die Hitze, das mich tausendfach spießende trockene Gras, das Geschleppe den Berg herauf.

Natürlich kannte ich den Nutzen der vielen Heilpflanzen, die hier wachsen und eine ganze Zeitlang sammelte und trocknete ich was das Zeug hielt. Ich füllte alles in weiße, mit schwerer Baumwollspitze besetzte Leinensäckchen, dazu ein blaues Samtband drum herum und dekorierte alles in schönen großen Körben, die ich nach Wien trug, um den Stadtfrauen einen Hauch Landleben zu verkaufen – das war noch in der romantischen Phase. Es hielt nicht lange vor.

An der Grenze des Schlangenberges zum nachbarlichen Anwesen ließ ich einen breiten Streifen beim Mähen aus. Es war ein wirklich abschüssiges Gelände und so sollte dort wachsen was wollte. An einer anderen Grundgrenze hätte ich gern ein wenig Wildwuchs als Sichtschutz gehabt, und viele Leute gaben mir viele Ratschläge, wie man der Natur in dieser Hinsicht – fast hätte ich jetzt gesagt, auf die Sprünge hilft. Während ich diese arbeitsintensiven Ratschläge befolgte – immerhin stammten sie von gärtnerischen Experten – und dabei keinen Erfolg erzielte, wuchs das Brachland zu einer wild wuchernden blühenden Landschaft mit Wildrosen und vielen anderen Pflanzen. Und innerhalb von fünf Jahren standen dort Kiefern und Esskastanien, kleine Eichen und Buchen, alles von selbst gewachsen, nichts wurde gepflanzt oder gesetzt; ein Königreich für Bodennister und alles mögliche Getier, das dichtes Buschwerk als Lebensraum benötigt.

Und ich bekam das erste Mal eine Ahnung davon, dass Leben mit der Natur nicht nur Arbeit bedeutet, sondern auch Nichtstun. Gezieltes Nichtstun.

Von da an wandte ich mich den Pflanzen wirklich zu. Ich schaute ihnen bei ihrem fraglosen Dasein zu, ließ mich auf sie ein. Am Ende dieser Begegnung, dieser Verbindung stehen die Schlangenberg-Essenzen. Auf diese Weise kommt die Kraft der Blüten als Impuls in die Welt. Aus der Vielfalt der Pflanzen habe ich 50 ausgewählt, deren Schwingungen sich zu einem System zusammenfassen lassen. Nicht nur die wilden Pflanzen habe ich dabei berücksichtigt, nein auch Kulturpflanzen, die meisten ausgewildert, gehören mit dazu. Und was einst eine aus der Not entstandene Tugend war, erwies sich letztlich als etwas ganz Besonderes: Während alle anderen Blütenessenzen auf der Basis von Alkohol haltbar gemacht werden, habe ich zum Essig gegriffen. Ursprünglich wollte ich meinen zu Essig gewordenen alten Wein aus der eigenen Produktion nicht umkommen lassen. Es war also eine eher hausfrauliche, praktische Überlegung. Aber dann entdeckte ich, welche Wahl ich getroffen hatte: die Beste; eine, die der alten Heinz-von-Foerster-Maxime ›handle stets so, dass sich die Anzahl deiner Möglichkeiten erhöht‹ entspricht, denn letztlich macht der segensreiche Essig die Essenzen für alle verträglich und steuert seine eigene wohltuende Wirkung noch dazu bei.

Zwischen diesen Jahren, seit meiner echten Zuwendung zu den Pflanzen und den ersten hergestellten Blütenessenzen, ist viel geschehen. Wir bekamen Strom. Ich habe viele Bücher geschrieben und veröffentlicht. Sehr viele Menschen kamen zu mir auf den Schlangenberg auf der Suche nach Selbsterkenntnis. Eines Tages kam auch Wasser, dann Telefon. Und die Handys wurden kleiner und kleiner.

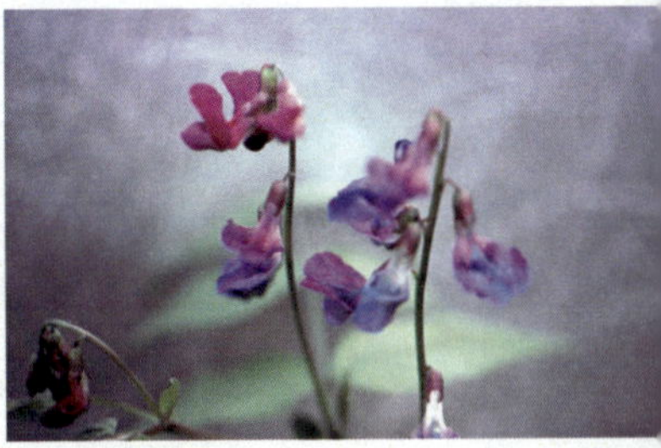

Gegenwind und Stromschnellen

Der Mensch hat ein gewaltiges Sicherheitsbedürfnis. Wir dürfen dies den natürlichen Grundbedürfnissen zurechnen. Niemand hat die Chance, dieses Bedürfnis nach Sicherheit zu übergehen. Und dennoch bezweifle ich, dass ein Leben in großer Sicherheit schon deshalb glücklich genannt werden kann. Vielleicht hat unsere Gesellschaft in den Jahrzehnten nach dem Zweiten Weltkrieg zu sehr darauf gesetzt, eine sichere Welt zu erschaffen. So sehr, dass wir uns den Kick der Aufregung aus Pseudo-Abenteuern holen müssen.

Ich glaube, dass wir ein ausreichendes Maß an Sicherheit und Wagnis benötigen, um glücklich genannt werden zu können.

Dieses Maß muss ausgewogen sein. Der Mensch braucht Sicherheit in seinem Leben, keine Frage. Sonst drücken ihm Stress und Angst das Herz ab. Haben wir allerdings zuviel davon, verfetten wir geistig. Dann werden wir dumm und dumpf; traurig und weltfremd. Der Mensch braucht Visionen, Träume und Abenteuer, damit er nicht in der Enge vermickert. Haben wir uns aber auf zuviel Wagnis eingelassen, werden wir niemals erwachsen. Dann sind wir auf immer Peter Pan und Tinkerbell, handeln ohne jede Verantwortung und Fürsorge und werden – wie alt gewordene Kinder dies nun einmal sind – unerträglich für den Rest der Welt. Die Balance zwischen Neugier und Erfahrung; Wunsch und Wirklichkeit; Selbstbezogenheit und Selbstlosigkeit; Mut und Angst herzustellen und zu halten, ist so notwendig wie schwierig. Wir können das nirgends lernen, es sei denn mitten im Leben und vom Leben.

Wenn ich zurückblicke, so kann ich erkennen, dass mich das Leben immer dann, wenn ich glaubte, der Sicherheit den Vorzug geben zu müssen, mit ausreichend Gegenwind versorgte und ehe ich mich's versah, fand sich mein Lebensboot in unerwarteten Stromschnellen wieder. Aber auch umgekehrte Lektionen gab es in nicht geringer Zahl. Ich hatte zu lernen, Sicherheit zu schaffen. Lehrmeister in dieser Hinsicht waren meine Kinder, meine Tiere und der Schlangenberg mit seinen Anforderungen. Sie alle verlangten von mir, Strukturen, lebbare Strukturen für alle entstehen zu lassen. Ich musste für ihre Sicherheit sorgen. Da hat man dann wirklich alle Hände voll zu tun.

Niemand kann auf die Dauer in der Wildnis leben. Irgendwann muss das Dach über dem Kopf dicht sein und das wärmende Feuer braucht einen Ofen drum herum. Alle wollen essen und niemand kann ohne seelischen und körperlichen Schaden jahrein, jahraus mit großen Sorgen schlafen gehen und mit ihnen auch wieder aufwachen. Gras muss gemäht werden, Zäune errichtet und in Schuss gehalten; die Weinreben müssen geschnitten werden; Unkraut gezupft. Gras muss gemäht werden. Gras muss gemäht werden? Schon wieder? Unkraut muss auch schon wieder gezupft werden? Das war das Problem. Und nicht das Einzige. Wer sich ein Stück Land mit Ziegen und Schafen teilt, nimmt in einem interessanten Spiel automatisch die Rolle des Verlierers ein und kann dennoch nicht aus dem Spiel aussteigen. Denn Zäune sind nach Ansicht von Ziegen dazu da, überwunden zu werden.

Da gab es einen Frühling, der setzte in unserem meist von milden Wintern und frühen Anbauzeiten verwöhnten Landstrich erst im April, nach einem sechsmonatigen Schnee- und Frostdesaster, ein. In meinem großen Gemüsegarten war es für das meiste zu spät, auch gab es bereits so vieles andere zu tun, dass die Gartenarbeit hintan stehen musste. Ich säte also nur das Nötigste aus, wozu auch Fisolen, also grüne Bohnen gehörten. Immerhin, sie gediehen prächtig. Bis meine Ziegen in ihrer endlosen Gefräßigkeit Appetit auf Fisolen bekamen, den Garten überfielen und auch noch diese wenigen Früchte meiner gärtnerischen Bemühungen verspeisten. Da kann einem die Freude über das Landleben schon leicht mal vergehen.

Und dann war da noch Lupita. Ach Lupita. Nicht wenige Menschen finden es ganz normal, wenn man mit jemandem zusammenlebt, dessen Musikgeschmack sich zwischen Maria Callas und Joe Cocker bewegt, und der auf Gummibärchen und Cola steht. Wenn dieser Jemand jedoch ein 350 Kilo schweres Hausschwein ist, ist das dann doch wieder recht ungewöhnlich. Auch meine Sau war eine ausgezeichnete Sicherheitsberaterin.

Sie flutete meinen Gemüsekeller, weil es ihr Spaß machte, den Wasserhebel zu bewegen. Was zur Folge hatte, dass der gestampfte Lehmboden nicht mehr zu gebrauchen war. Sie machte kilometerweite Spaziergänge, um sich dann im Gemüsegarten von Nachbarn zur Ruhe zu legen. Da wuchs dann lange nichts mehr. Gott sei Dank trübte es die nachbarlichen Beziehungen nicht weiter, denn sie konnten mich schon vorher nicht ausstehen. Lupi pflügte mit ihrem Rüssel, was das Zeug hielt, nur leider nie auf dem Acker und zu den Jahreszeiten, wo ich es gut hätte gebrauchen können, dafür aber auf dem Rasen, dort, wo Essplatz und Liegestühle stehen sollten.

Natürlich muss man dazu sagen, dass meine vierbeinigen Herausforderer so perfekte Schwachstellenaufspürer waren, weil ich sie nicht in enge Ställe einpferchte. Sie waren und sind alle freilaufende Tiere. Ihren Stall können sie aufsuchen, wenn ihnen danach ist. Nur in wenigen Winterwochen, wenn es eine große Kälte gibt, werden sie eingesperrt, damit es im Stall warm bleibt.

Ihre Bewegungsfreiheit hatte auch auf die Herstellung meiner Blütenessenzen einen gewissen Einfluss. Letztlich erzeugte sie einen gewissen Interessenskonflikt. Denn beide Parteien, die Ziegen und Schafe auf der einen Seite und ich auf der anderen Seite, waren aus unterschiedlichen Gründen an den besten und schönsten Pflanzen, die die Wiese und später mein großer Wildgarten hervorbrachten, interessiert. Da war zum Beispiel der erste Sommer, in dem ich mich auf die Suche nach dem doldigen Milchstern machte. Der Milchstern ist eine ziemlich unscheinbare Pflanze. Auch ihre Blüten sind nichts Großartiges, wenn auch wunderschön, eben wie ein milchweißer Stern. Die Essenz der Blüte schenkt Trost bei allen Folgen traumatischer Ereignisse. Sie durfte auf keinen Fall in meinem Sortiment fehlen. In jenem Sommer also fand ich auf der Größe von mehr als einem Hektar in der Tat nur einen einzigen Milchstern. Und dieser hatte nur eine Blüte. Aber immerhin, die Sonne schien am ungetrübten Himmel, die Gelegenheit war günstig, einen Sonnenauszug zu machen.

Meine jüngste Tochter bewaffnete sich mit allen Utensilien und dann begann ein hoffnungsloser Wettlauf. Als ob sie es geahnt hätten, machten sich plötzlich alle Ziegen auf den Weg zu eben unserem kleinen, unscheinbaren Milchstern, der unauffällig mitten in der großen Wiese stand. Und mit einem gewaltigen Schnurps verschwand die Blüte im Maul meines Ziegenbocks Bauxi. Ein ganzes Jahr musste ich warten. Aber immerhin, es geht manchmal auch gerecht zu in der Welt. Im darauf folgenden Sommer hatte die Wiese Hunderte Milchsterne. Genug, um Essenzen für Jahrzehnte herstellen zu können.

Die wichtigste Sicherheitslektion, die ich auf dem Schlangenberg lernte: Wenn ich es nicht tue, tut es keiner. Wenn ich Sicherheit brauche, muss ich sie herstellen. Es gibt niemanden, der es für mich tut. So wurde ich stark. So stark, dass ich es schaffte, meine entkräftete Ziege Liesi durch hüfthohen Schnee den Berg heraufzuschleppen. Dies soll als Beispiel für viele Situationen stehen, die an Ausweglosigkeit grenzten und meinen Alltag prägten.

Aber ich kam an die Grenze, an der man sich sagt, das kann doch nicht alles sein. Bin ich auf der Welt, um dafür zu sorgen, dass alle zu essen haben, alle ein Dach über dem Kopf, dass genug Holz da ist, ausreichend Heu im Schober? Der Mensch braucht Visionen und Träume, braucht ein Wagnis. Mehr als Aufgaben und Ziele. Etwas, das über den Alltag hinausweist. Ich schrieb ›Die wilde Frau‹. Ich schrieb ›Mama ante portas‹. Ich schrieb ›Der weise Leichtsinn‹ . Ich schrieb ›Das Maß aller Dinge‹. Die künstlerischen Schaffensprozesse des Schreibens ließen meine Seele fliegen. Mein wildes Leben auf dem Schlangenberg floss in meine Bücher mit hinein.

Und so kamen auf einmal viele, viele Menschen zu mir, um zu finden, was ich hier suchte. Ich tat, was ich konnte. Seminare, Beratungen, Initiationen, der Gang durch das Labyrinth, Wochen der Selbsterkenntnis für alle. Für viele Jahre durfte ich tief in unzählige Seelen blicken bis in die finstersten Ecken. Es waren ganz normale Menschen, die zu mir kamen. Menschen, die ihr Leben meisterten, die arbeiteten, Beziehungen hatten, Kinder aufzogen, in Krisen steckten. Manche kämpften gerade mit dem Gegenwind des Schicksals, einige Lebensboote steuerten durch Stromschnellen. Aber auch andere waren dabei, die nur ein wenig Zuwendung brauchten, Zeit für sich selbst, Beachtung, Anerkennung. Jeder Blick in jede Seele war auch ein Blick in den Abgrund. Nicht in meinen eigenen, den kannte ich ja längst zur Genüge.

Wie oft flüchtete ich mich dann auf die große Wiese, schaute hinüber zur Koralpe und versuchte, meine Balance wieder zu finden. So viel Leid, so viel Traurigkeit, so viel Sorgen.

Auf meinen Lesereisen traf ich noch mehr Menschen und begegnete ebenso viel Leid und Sorgen, so vielen Bedürfnissen und so wenig Wissen, Können oder Fähigkeit vieler Menschen, den jeweils eigenen Bedürfnissen gerecht zu werden. Ich betrachtete den Sinn meiner Arbeit darin, Impulse zu geben, in die eigene Kraft zu finden, Selbstvertrauen zu erlangen und Mut zur Veränderung misslicher Situationen zu haben. Lange Zeit hatte ich die Psychotherapie als den wichtigsten Weg zur Heilung nach der Medizin empfunden. Nun merkte ich, dass es nur einer unter vielen ist, und dass es in Wahrheit darauf ankam und noch heute darauf ankommt, Menschen Gelegenheit zu geben, sich selbst zu heilen. Mehr als einen Impuls dazu konnte ich nicht geben. Dieser aber, das war mir klar, konnte Leben retten.

Ein Impuls zur Lebensrettung eines Menschen kann vieles sein: ein Ratschlag; eine liebevolle Geste; ein klares wenn auch unbequemes Wort; eine reale Begleitung auf unangenehmen Wegen; Zuwendung; Achtung; Zeit, um zuzuhören; sich mutig an die Seite eines Gequälten zu stellen; viele Gespräch, freundliche Gedanken und vieles, vieles mehr.

Wir müssen, was unsere Ansichten über die Gefährdung von Leben angeht, unseren Horizont erweitern. Leben, das körperlich in Gefahr ist, kann von der Schulmedizin gerettet werden. In bestimmten Fällen und Situationen kann dies auch die alternative Medizin.

Die Seele kann jedoch ebenso gefährdet sein. Und da ist die Schulmedizin ganz und gar nicht gefragt. Sie ist sogar, sofern es sich um körperliche Krankheiten handelt, die ihren Ursprung in den Leiden der Seele haben, noch ein dummer Lehrling, denn sie kennt keine Methoden, die Seele zu heilen. Man kann an seelischem Leid in der Tat sterben.

Unsere Gesellschaft lässt noch immer recht wenig an Erkenntnissen in dieser Hinsicht zu. Die meisten Selbstmorde könnten verhindert werden, wenn wir psychische Gewalt und ihre Täter genau so unter Strafe stellen würden wie Schläger, Vergewaltiger, Totschläger und Mörder.

Viel unnötiges Leid bliebe vielen erspart, wenn wir der seelischen Gesundheit und Unversehrtheit genau so viel Aufmerksamkeit schenken würden wie der körperlichen.

Ich glaube zwar nicht daran, dass es möglich oder gar sinnvoll ist, eine Welt frei von Leid und Elend erschaffen zu können, denn ich meine, dass wir uns auf Erden in einem riesigen intergalaktischen Schulzimmer befinden und alles Schwere, aller Schmerz, alles Leid zur Schulausstattung gehört und dazu dient, zu lernen. Aber wir lehren dieses Lernen nicht. Bei uns kann man Respekt, Achtung, Anstand, Liebe und Mitgefühl nicht lernen. Nur wenige Eltern können das lehren; noch weniger Lehrer haben die Fähigkeit dazu; die ganze Maschinerie sozialer Institutionen ist besetzt von Menschen, die sich ihrer eigenen dürftigen seelischen Ausstattung nicht einmal bewusst sind, wie also sollen sie ihren Schutzbefohlenen in dieser Hinsicht auch nur irgendetwas zuteil werden lassen. Und so ist ein Unterricht in echter Ethik in keinem Lehrplan unserer Länder zu finden. Wahrhaftigkeit müsste von den Eltern vorgelebt werden, aber wenn sie selbst nicht so leben, wird kein Kind ihnen glauben, wenn die Eltern ihnen etwas von achtungsvollem Umgang erzählen.

Dabei wäre es so einfach. Man muss geben. Das ist das ganze Geheimnis. Wenn jeder gibt, bekommen alle. Zeit, Zuwendung, Anerkennung, Hingabe, Herausforderungen, Geschichten, Musik, Freude, Glück, Anteilnahme, Wahrhaftigkeit – was der Mensch nur braucht. Wer Liebe will, muss Liebe geben. Wer Achtung will, muss andere achten. Wer Glück will, muss andere glücklich machen. Die materiellen Voraussetzungen, die nötig sind, um alles in Bewegung zu halten, kommen automatisch mit. Im Schlepptau unseres Glücksbootes sozusagen.

Ich gab mein Leben lang, so viel ich nur konnte. Auch mein Lebensboot sauste immer wieder durch unerwartete Stromschnellen. Und mehr als einmal geriet es ins Schlingern. Ich teilte auch diese Erfahrungen mit vielen Menschen, in dem ich in meinen Büchern darüber schrieb. Und noch immer war es nicht genug.

Es war keine Frage von nachlassender Kraft. Meine Betriebstemperatur ist hoch. Mein Energiepegel nicht minder. Das Problem lag eher in der Begrenztheit der Möglichkeiten einer einzelnen Person. Wenn ich vor großen Auditorien sprach, wenn ich auf der Bühne stand und mit einem Schlag statt einem einzelnen Menschen Hunderte und Tausende erreichte, wusste ich, dass dieser Weg zwar gangbar war, ihm aber etwas Entscheidendes fehlte, um dauerhaft Impulse zu geben: die Möglichkeit, auf jeden Einzelnen individuell einzugehen. Wenn wir aber Menschen zur Selbstheilung; zur Selbstentfaltung und zur Selbsterkenntnis anregen wollen, müssen wir für jeden Einzelnen einen unverwechselbaren Weg finden, so unverwechselbar wie sein persönliches Schicksal.

Heute erscheint mir der Weg von dieser Erkenntnis über meine regelmäßigen Aufenthalte auf der Blumenwiese und im Wildgarten bis hin zu den Schlangenberg-Essenzen ein kurzer, weil er so logisch ist. Aber dazwischen liegen einige Jahre an Entwicklung von Konzepten und Systemen. Zeiten, in denen wir ausprobierten, was unsere Blütenessenzen können. Ich musste selbst noch einmal lernen, um – im übertragenen Sinn – die Sprache der Blüten zu verstehen. Das ist nichts Besonderes. Zu keinem Zeitpunkt habe ich geglaubt, dass ich, eine Lehrende keine Lernende mehr sein muss. Mit Hilfe der Blüten ist es mir nun möglich, jeden einzelnen Menschen, der sein Leben in Bewusstheit leben will, zu erreichen. Auf schier unerschöpfliche Weise berühren die Blüten das Herz.

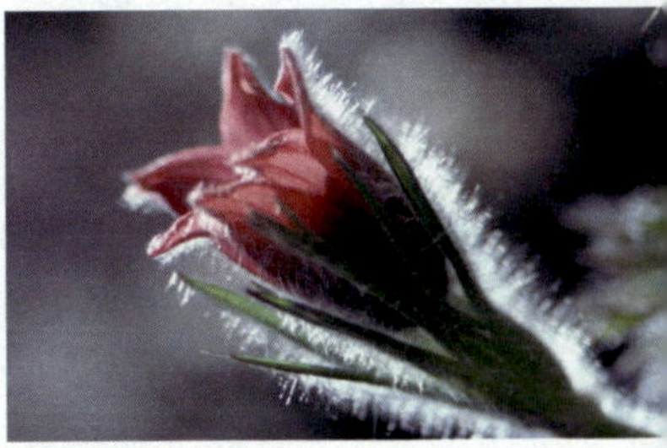

Parameter wechseln

Wenn es eine Essenz aller meiner bisherigen Lebenserfahrung gibt, dann diese: Es kommt darauf an, zu jeder Zeit an die Anforderungen des Lebens angepasst die Parameter zu verändern. Einer der wichtigsten Sätze, die ich in meinem Leben geschrieben habe, war der: Was nicht funktioniert, das muss man lassen. Sobald man damit aufhört, das, was nicht funktioniert, auf irgendeine Weise doch zum Funktionieren bringen zu wollen, kann man sinnvoll weitermachen.

Ein Parameter ist ein äußerlicher Einfluss, eine außerhalb unseres Einflusses liegende Gegebenheit. Besser gesagt, eine scheinbar außerhalb unseres Einflusses liegende Gegebenheit. So lange, wie wir wissen, dass wir nicht Gott sind, aber der göttliche Funke durch uns in die Welt kommt, können wir die eigentlich nicht beeinflussbaren Gegebenheiten ändern. Was uns dabei zugute kommt: Veränderung. Wandel ist wesentlicher Bestandteil des Lebens. Alles fließt, niemals bleiben die Dinge wie sie sind, das weiß jeder. Dennoch sind wir meist Stümper, wenn es darum geht, sinnvoll, effizient und segensreich zu verändern, was nicht bleiben kann und darf wie es ist.

Ein beispielhafter Schauplatz, den viele kennen, soll das zeigen: Wer in einer unglücklichen Ehe festgefahren ist, wird nicht geringe Zeit damit verbringen, den Partner zu verändern. Denn meist sehen wir einen Zusammenhang zwischen seinem Verhalten und unserem Gefühl des Unglücklichseins. Wenn das nicht funktioniert, wenn er oder sie partout nicht zum echten Wunschpartner modelliert werden will, dann wird meist versucht, andere Gegebenheiten verändert. Haus gebaut, noch ein Kind auf die Welt gebracht. Da gibt es vieles, von dem wir hoffen, dass es uns retten wird. Bis wir merken, dass wir die ganze Zeit unsere verlorenen Schlüssel unter der Laterne suchen, weil es dort hell ist. Verloren haben wir sie aber weiter hinten, im Finsteren, wie gesagt. Das Problem besteht darin, dass wir zwar Veränderung wollen, aber nur in dem Sinne, dass das Gefühl von Unbehagen verschwindet, während wir die Sicherheit des Altbekannten behalten wollen. Ich bin der Ansicht, dass erst diese Lebenshaltung ermöglicht, dass wir uns den vielfältigen Formen psychischer Gewalt aussetzen, dass die Gewalttäter, die so genannten Mobber, so leicht so zahlreiche Opfer finden.

Veränderung, Wandel, folgt eigenen Gesetzen. Es gibt Dinge, die wir beeinflussen können, andere nicht. Unser Einfluss besteht vor allem darin, Absichten und Wünsche zu haben und anschließend den neuen Lauf der Dinge zu ermöglichen. Wir haben keinen Einfluss darauf, welches Ergebnis dabei herauskommt. Das setzt natürlich ein hohes Maß an Vertrauen in das Leben voraus. Und daran hapert es meistens. Unser Bedürfnis nach Sicherheit kommt uns da sehr oft in die Quere.

Deepak Chopra schreibt dazu: »Die Suche nach Sicherheit ist eine Illusion. Den alten Traditionen nach liegt die Lösung dieses Dilemmas in der Weisheit der Unsicherheit und der Ungewissheit. Das bedeutet, dass die Suche nach Sicherheit und Gewissheit tatsächlich eine Bindung an das Bekannte ist. Und was ist das Bekannte? Das Bekannte ist unsere Vergangenheit. Das Bekannte ist nichts weiter als das Gefängnis der vorangegangenen Konditionierung. Darin liegt keine Evolution. Und wenn keine Evolution möglich ist, herrschen Stagnation, Entropie, Unordnung und Verfall.

Unsicherheit hingegen ist der fruchtbare Boden reiner Schöpfungskraft und Freiheit. Unsicherheit bedeutet, in jedem Augenblick unserer Existenz ins Unbekannte vorzutreten. Das Unbekannte ist das Feld aller Möglichkeiten, stets frisch, allzeit neu, immer offen für die Schöpfung neuer Manifestationen. Ohne Unsicherheit und Unbekanntes ist das Leben bloß die schale Wiederholung abgetragener Erinnerungen. Man wird zum Opfer der Vergangenheit, und man wird heute von dem eigenen früheren Ich gequält.«

Das Augenmerk auf die Entwicklung von Absichten zu lenken, ist wichtig. Die Kenntnis über unsere wahren Absichten, also jene, die von unserem Unterbewusstsein beschlossen wurden, ist das Allerwichtigste. Denn aus dieser Quelle kommt alles das, was unsere guten Wünsche und besten Absichten in das Reich des törichten Wunschdenkens verbannen kann. Je besser also jemand seine eigenen Schattenseiten kennt, je unverhüllter die wahren Motivationen sind, je mehr Bewusstheit also, umso weniger erhält unser Leben seine Kraft aus destruktiven, lebens- und liebesfeindlichen Quellen. Hierüber haben wir weitaus größere Kontrolle, als wir es für möglich halten und können auf diese Weise dafür sorgen, dass unsere

Wünsche erfüllt werden und unsere Absichten zu ebenso konkreten wie guten Ergebnissen führen.

Soll unser Leben sich also zum Besseren wandeln, so besteht unsere Hauptarbeit im Erarbeiten klarer Absichten und Wünsche. Um das Energiefeld vollends zu öffnen, müssen wir jedoch Taten setzen. Echte Taten. Wer im Lotto gewinnen will, sollte nicht versäumt haben, einen Lottoschein auszufüllen und abzugeben. Hier nun ist der Punkt, an dem meine Schlangenberg-Essenzen ins Spiel kommen. Auf feine, aber nachhaltige Weise öffnen sie Energiefelder, in denen die Parameter sich beinahe wie von allein verändern. Allerdings muss ich hier einschränkend sagen: sofern sie nicht gegen die Gesetze der Natur verstoßen und schon gar nicht, wenn unsere Absichten gegen das Wohl der Menschheit abzielen. Auch mit den Schlangenberg-Essenzen entkommen wir unserem Schicksal nicht.

Was Energiefelder sind und wie sie funktionieren, wird an anderer Stelle ausführlich erzählt. Hier kommt es mir darauf an, zu zeigen, dass ein paar Tropfen Essig, welche die Essenz der Blüten vom Schlangenberg enthalten, durch den Impuls, den sie geben, dazu beitragen können, dass Dinge in Bewegung kommen, von denen wir befürchtet hatten, dass sie sich niemals verändern. Ja, von denen wir eigentlich wussten, dass sie sich nie verändern, weil wir doch schon alles Menschenmögliche versucht haben.

Wenn wir genau hinschauen, werden wir bemerken, dass unsere Versuche stets darin bestanden, ein ganz bestimmtes Ergebnis erzwingen zu wollen. Wenn ein Mensch schwer erkrankt ist, will er unbedingt gesund werden. Von dem, was Gesundheit ist, hat dieser Mensch meist klare Vorstellungen. Und die sollen verwirklicht werden.

Wenn ich aber weiß, dass alles, was geschieht, seine Richtigkeit hat und diese Richtigkeit aber dennoch mit einschließt, dass gehandelt werden muss, weil die Dinge niemals so bleiben sollen, wie sie sind, und ich zu denen gehören will, die wissen, was sie tun, dann, ja dann gebe ich dem Leben durch meine Absicht die Richtung der Veränderung vor; ermögliche durch meine Handlungen die Qualität der Veränderung. Und erwarte in großer Wachheit und Aufmerksamkeit, aber Demut, wo das Leben mich hinschickt, was das Leben von mir erwartet, wie das Leben bestimmt, in welche Richtung mein Leben weitergehen soll. Ich habe die Welt verändert, ohne dass ich die Welt verändert habe.

So gehört zur Kraft der Veränderung auch die Fähigkeit, loszulassen. Wir dürfen wünschen, müssen unsere Motivation erforschen, aber dann müssen wir loslassen. An diesem Punkt entscheidet sich, ob wir wirklich vertrauen können. Wir müssen die Bindung an ein ganz bestimmtes Ergebnis aufgeben. Wenn wir das verweigern, aus Angst, aus Unsicherheit, Misstrauen und weil wir von dem weit verbreiteten Mangelvirus befallen sind, dann befinden wir uns in Wahrheit in einem Machtkampf mit dem Göttlichen. Dann bilden wir uns in der Tat ein, wir wüssten alles, könnten alles, müssten nichts mehr lernen, keine neuen Erfahrungen machen. Dann helfen nicht einmal mehr meine Schlangenberg-Essenzen.

Wenn wir die Bindung an das Bekannte, an die Erwartung bestimmter Ergebnisse aufgeben, betreten wir plötzlich das Feld aller Möglichkeiten. Oh Wunder. Was da auf einmal alles geschehen kann. Manches, was dann geschieht, bezeichnen wir als Wunder. Wir staunen, wir jubeln, wir können es nicht fassen. Das ist schlecht. Warum?

Wenn wir ein Ereignis für außergewöhnlich erklären, dann erklären wir den Rest unseres Lebens für gewöhnlich. So wird, ist und bleibt man Aschenbrödel. Man gehört eigentlich in den Aschenkeller und ab und zu ereignet sich ein Wunder, das natürlich nicht lange anhält, ab Mitternacht muss man wieder zurückfallen in das alte Leben, unten im grauen Aschenkeller, wo man sich die Finger wund arbeitet, ohne dass es jemals ein Ende nimmt.

Wenn wir also die Parameter unseres Lebens ernsthaft und nachhaltig verschieben wollen, so verschieben wollen, dass wir ein besseres Leben haben, dann müssen wir uns unserer Seele zuwenden. Es gibt viel zu entdecken, wenn wir beginnen, uns selbst besser kennen zu lernen. Wieder fand ich meine Lehrmeister auf dem Schlangenberg. Über die Jahre hatte ich mir einen wirklich riesigen Gemüsegarten angelegt. Je nach Lage der Dinge erschien mir das die größte Schnapsidee aller Zeiten oder ein aus großer Weisheit entsprungener kluger Entschluss zu sein. Ersteres war immer dann meine Gewissheit, wenn ab Anfang Mai die Wachstumskräfte ohne Unterlass aus gepflegten Beeten und sauberen Zwischenwegen eine grüne Dschungelhölle machten und eine einzelne Landfrau mit dem Unkrautzupfen und Jäten beim besten Willen nicht mehr hinterherkam. Zur weisen und klugen Eingebung wurde das Ganze, wenn ich meinen zahlreichen Seminargästen und Erkenntnissuchern die wunderbarsten Speisen mit dem frischesten und schmackhaftesten Gemüse servierte, das sie und ich je gegessen hatten.

Aber eines Tages war Schluss. Ich gab auf. Es war einfach zuviel Arbeit. Ich wollte nicht mehr stundenlang im Garten arbeiten und dann abends todmüde und mit schmerzenden Knochen gerade noch imstande sein, mir den Sonnenuntergang anzuschauen. Ich baute nichts mehr an und überließ den großen Garten sich selbst. Mein Essen kaufte ich im Supermarkt. Im Frühjahr pfefferte ich Händevoll Sonnenblumensamen, Ringelblumensamen und Kürbiskerne in das umzäunte Areal. Was die Vögel nicht fraßen, suchte sich einen guten Platz zum Wachsen. Das war's. Fertig, aus, vorbei.

Daraufhin machte mein Garten sich selbständig und brachte – ähnlich wie schon vorher meine große Wiese, die ich nur einmal jährlich spät im Herbst mähte – die wunderbarsten Pflanzen hervor. Auch im Garten wuchsen Bäume. Zwetschgen, Weiden und Ahorn, die sich selber ausgesät haben. Kirsche und Marille, sprich Aprikose vom Gärtner habe ich beigesteuert. Mein verwilderter Spargel wächst ohne Pflege besenstieldick in lehmschwerer Erde, alle Kräuter von Ysop über Wermut, Thymian, Frauenmantel bis Alant haben sich durchgesetzt. Sogar der angeblich pflegebedürftige Muskatellersalbei kommt allein zurecht. Eine edle Rose ist zu einem gigantischen Wildrosenbusch mutiert. Einmal im Jahr sorge ich dafür, dass ein gewisses Pflanzengleichgewicht erhalten bleibt, vor allem die wilde Clematis hat da so für den Rest der Pflanzen recht unvorteilhafte Vorstellungen von der Verteilung des Lebensraumes. Ansonsten herrscht Wildheit.

Ich saß dann zwischen meinen auf diese Weise verschobenen Parametern und sah natürlich eine ganz andere Wirklichkeit als vorher. Diese unglaublichen Kräfte. Diese unglaublichen, unaufhaltsam ins Leben drängenden Kräfte. Diese Wildheit! Und ich entdeckte, dass es in meinem Innenleben Parallelen gab. Auch in mir gab es Kräfte, die sich nicht in die gepflegte Zivilisation eines reglementierten gesellschaftlichen Miteinanders einordnen ließen. Auch meine Seele kannte knorrige Schatten und feine Düfte; und auch in meiner Seele musste immer mal wieder gerodet werden, was sonst alle Vielfalt unter seinem wilden Wuchs erstickt hätte. Auch der Zaun hatte seinen Sinn, ohne den dieses Innenleben sich zu einer weiten Wiese ausgewachsen hätte und später vielleicht zu undurchdringlichem Buschwerk, einer G'stätten, wie man in Österreich sagt. Inmitten dieser gewaltigen, eingefassten, geschützten und wuchernden Pflanzen-Symphonie wusste ich: Außen wie innen, denn wie ein wilder Garten ist die Seele.

Ich schaute hin, ich hörte zu, ich begann zu begreifen. Und dann fing das Abenteuer an. Es führte mich von außen nach innen.

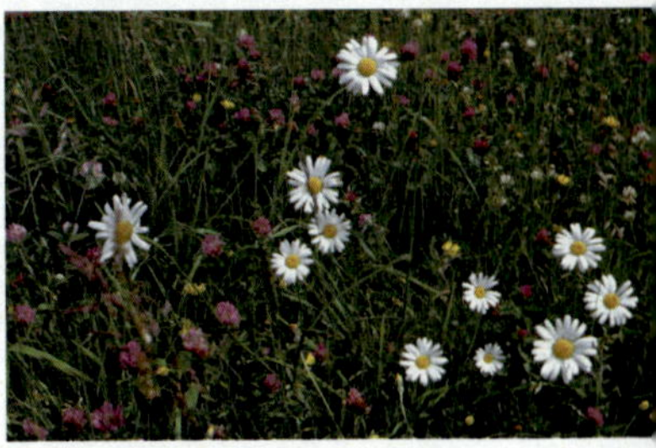

Die Seele ist ein wilder Garten

›Du brauchst dein Zimmer gar nicht zu verlassen. Bleib an deinem Tisch sitzen und lausche. Du brauchst nicht einmal zu lauschen. Warte einfach. Du brauchst nicht einmal zu warten, lerne einfach still zu sein, still und allein. Dann wird die Welt sich dir aus freien Stücken zur Demaskierung anbieten. Sie hat keine andere Wahl. Ekstatisch wälzt sie sich zu deinen Füßen.‹ *Franz Kafka*

Wenn man ganz still ist und aufhört, sich vor der Stille zu fürchten, ist es möglich, die demaskierte Welt und die Seele miteinander zu verbinden. Und auf einmal zeigt sich, dass der Gedanke, dass wir Menschen ein gleiches Maß an Sicherheit und Wagnis benötigen, um unser Leben glücklich leben zu können und mit Sinn zu erfüllen, sich in dem eingezäunten Garten wieder findet, der in seinem Inneren alle vitalen Kräfte entfesselt. Die Seele braucht Schutz und Freiheit zugleich, denn die Seele braucht die Chance, der Vitalität des puren prallen Lebens nachzugeben und die Begrenzung, um in diesem Schutze sich zu einem Kulturwesen zu entwickeln.

Die Korrespondenz zwischen Ausdehnung und Begrenzung, zwischen den Bildern von der Welt und der Wirklichkeit, ist der Weg, wie das Potenzial eines Menschen sich entfalten kann. Wir sind Wesen, die zwischen Erde und Himmel leben, quasi in einer Mittelwelt befindlich. Als solche Wesen spielt sich unser Leben zwischen der Sehnsucht nach Unbegrenztheit und der irdischen Schwere ab. Zwischen biologischen und vererbbaren Voraussetzungen und sozialer Konditionierung kommt unser wahres Wesen zum Vorschein, wird im günstigsten Falle erblühen und unter schlechteren Bedingungen sich seinen Weg durch Widrigkeiten bahnen. Dies ist das unverwechselbare Potenzial eines Menschen. Seine Persönlichkeit, seine einzigartigen Talente und letztlich sogar seine Bestimmung, denn ich bin davon überzeugt, dass alles, was lebt, besonders aber der Mensch, eine irdische Bestimmung hat, die es zu erfüllen gibt.

Die Welt, die wir zwischen Erde und Himmel erschaffen haben, die so genannte Zivilisation kennt vier Seinsformen, die Erde und Himmel in uns, den Lebewesen, die zwischen Erde und Himmel leben, vereinen. Diese vier Ausdrucksformen sind: das Wilde, das Gezähmte, das Kultivierte und die Kunst. Es sind sowohl vier Bewusstseinsstufen der menschlichen Entwicklung, wie auch die vier Grundelemente einer Gesellschaft. Und als Bereiche unserer Seele stehen sie in Resonanz zueinander, wobei keines ohne die anderen drei einen Sinn macht. Seelisches Leid kann alle vier Bereiche betreffen und in jedem Fall geht es um etwas anderes; eine Unterscheidung, die bedauerlicherweise in keiner der existierenden psychotherapeutischen Gedankenmodelle wahrgenommen wird. Meine Blütenessenzen, die aus meinem wilden Garten stammen, in dem auf behütete Weise Wildes, Gezähmtes, Kultiviertes und Kunst seine Heimat hat, können eine eventuell gestörte Resonanz zwischen den vier Seinsformen seelischer Zivilisation wieder herstellen. An uns ist es, zu erkennen, aus welchem dieser vier Bereiche unser seelisches Leid stammt. Wobei wir Erde und Himmel noch dazurechnen müssen. Es gibt nach meiner Erfahrung auch seelisches Leid und Störungen, die mit Erde oder Himmel zu tun haben. Ich habe nicht wenige, vor allem Menschen der jüngeren Generation getroffen, die allein schon mit der Tatsache am Leben zu sein, ihre Not haben. Und das Leid, das aus einem Mangel an Spiritualität erwächst, muss nicht erst noch groß erklärt werden.

Bevor wir uns ausführlicher mit Seelenarbeit und Seelenpflege beschäftigen, will ich diese vier Zivilisationsstufen genauer vorstellen und dabei Gedanken zu Erde und Himmel mit einbeziehen.

In meinem wilden Garten

So sitze ich hier in den Abend hinein. Vielleicht bin ich müde oder auch schwer. Vielleicht auch in das Leben verliebt. Was sehnt sich in mir? Nichts war leicht. Und was vor mir liegt, kann ich nicht wissen. Noch ein wenig sitzen bleiben bis zur endgültigen Dunkelheit. Die Nacht ist nah. Dann gehe ich ins Haus. Gehe darin hin und her. Bürste mein Haar. Summe ein Lied. Und klopfe mir die trockenen Gräser, die kleinen Erdklumpen, ein paar Blütenblätter aus den Kleidern. Ich war den ganzen Tag in meinem wilden Garten.

Es sind nicht unbedingt die leichtesten Zeiten, wenn Seelenarbeit geleistet werden muss. In der ununterbrochenen Ausbalancierung von Innenleben und Außenleben gibt es immer wieder Zeiten, in denen es darauf ankommt, dem Innenleben mehr Aufmerksamkeit zu schenken als sonst. Dann gehen wir in unseren wilden Garten.

Und wir stellen fest, dass dort zu finden ist, was uns helfen kann, das zu finden, was fehlt. Der wilde Garten ist ein Ort der Wahrheit, wo es keinen Sinn macht, sich selbst etwas vorzumachen, Notwendiges vor sich her zu schieben, Unangenehmes zu vermeiden. Es gibt nichts zu verstecken, niemand entschuldigt uns, niemand handelt an unserer Stelle, niemand übernimmt unsere Schuld, niemand richtet uns, niemand hört uns zu. Hier ist jeder ganz auf sich gestellt. Und auf die Erde gestellt.

Der Garten ist der Ort, der das abhält, was draußen bleiben soll und das zurückhält, was nicht hinaus möchte. Wenn wir den Garten betreten, flüchten wir vor dem, was in der Welt auf uns niederprasselt. Wir sperren den namenlosen Gott der Pflicht aus, der uns in der Außenwelt zwingt, schnell, zuverlässig und effizient zu sein.

Nicht umsonst verbinden wir den Garten mit Gedanken an Ruhe und Stille. Es ist nun einmal ein Ort der Entschleunigung. In Wahrheit aber geht es in unserem Inneren keineswegs ruhig und konzentriert zu. Wenn wir uns nach innen wenden, dann versinken wir in einem Strudel von Gedanken, Stereotypien und Gefühlen. Es gehört also Geduld dazu, in der Stille unseres Innenlebens anzukommen.

Meditation ist ein gut geeignetes Mittel dazu. Sie versetzt uns in einen Zustand erhöhter Resonanzfähigkeit. Über sie finden wir direkten Zugang zu unserem inneren wilden Garten und gelangen zu Klarheit der Wahrnehmung. Sind wir in unserem wilden Garten angekommen, so sollten wir uns in aller Ruhe anschauen, wo wir uns eigentlich befinden.

Die Erde

Wenn dein wilder Garten sich auf einem Stern namens Erde befindet, dann ist ein Versprechen daran geknüpft. Ein Versprechen von Fruchtbarkeit, Überfluss, Nahrung, Gesundheit, Frieden und sinnlichen Genuss. Die Erde selbst ist grenzenlos und groß. Ist auch Krieg und Blut, Hunger, Gier und böse Stürme- kein Traum, kein Gott. Erde ist unser aller Boden. Wieder duftet der Wald. Geh nur hinein in den Garten!

Das Dasein, ach allein das Dasein schon ist schwer. Die Erde ist ein unbekannter Ort. Es ist ganz leicht, dies zu vergessen, denn wir haben mit unseren Städten eine Welt erschaffen, die uns davon entfernt, sinnlich wahrzunehmen, dass wir den größten Teil unseres Lebens, mindestens die Zeit bis zum vierzigsten Lebensjahr, damit zubringen, uns auf Erden als einem unbekannten Ort zurechtzufinden. Wir haben den Daseinskampf verlagert. Kein Mensch, außer vielleicht Forstarbeitern, kämpft sich noch durch den Wald. Und wenn, dann haben wir nicht mit Säbelzahntigern und Wildschweinrotten zu rechnen. Oder vielmehr haben diese andere, meist menschliche Gestalt angenommen im Großstadt-Dschungel unserer Zeit. Der Verlust echten Erden-Daseins kann zu Störungen führen, wie wir sie von Zoo-Tieren kennen. Eine gefährliche Weltfremdheit.

Dabei ist die Erde unsere einzige Heimat. So lange wir leben, kommt hier keiner weg. Wäre es da nicht angebracht, sie wirklich kennen zu lernen? Die Erde ist nicht gut, wie Herbert Grönemeyer singt. Sie ist auch nicht böse und gefährlich. Die Erde ist. Wissenschaftler haben sie vermessen, wir beobachten sie mit Satelliten, wir wollen sie in regelmäßigen Zeitabständen retten, aber sie ist unberechenbar. Es ist trotz aller Forschung unberechenbar, wie sie ihr Gleichgewicht herstellen wird. Denn darauf ist sie aus, das ist ihr Daseinszweck. Sie ist ein System. Wir sind ein Teil davon.

Sie ist eine Mutter. Ein Teil von uns ist Teil von ihr. Und wir benehmen uns wie ungezogene, pubertierende Jugendliche, die sich weigern, für irgendetwas, das zu ihr gehört, die Verantwortung zu übernehmen. Und sie? Die Mutter gibt. Die Mutter nimmt auch wieder. Wenn es ihr zuviel mit uns wird, wird sie uns schon rausschmeißen. Wozu zwingt sie uns? Zu lernen zu leben; zu lernen die Schrecken zu kennen, Schmerz zu ertragen, das Schicksal nicht zu fürchten. Vertrauen zu haben, die Regeln zu lernen, klug zu werden, Mut zu haben, zu leben, zu lieben, zu lachen, zu kämpfen, zu leiden, zu weinen und nicht zu verzagen. Denn die Erde ist ein Räuberplanet, wo eines vom Tod des anderen lebt.

Die Erde ist ein Ort größter Einsamkeit. Sie, die uns hervorbringt, sie, die uns alles gibt, ist der Ort unserer Fragmentierung. Auf Erden erleben wir uns getrennt vom Ganzen. Und machen Erfahrungen von Sehnsucht und Verzweiflung, weil wir mit Einsamkeit und Verlassenheit konfrontiert sind. Die Erde ist wild. Ungebremste, ungesteuerte, vitale Ursprünglichkeit. Und wenn wir noch so hoch gezüchtete, verzärtelte und anfällige Großstadt-Existenzen sind, wir haben das Wilde in uns. Und den meisten, die ich kenne, macht das Angst. Lustangst.

Das Wilde

Die Erde weich und feucht. Die wilden Hunde kreisen um den Garten. Darin blühen alle Dinge. Und es ist kein Raum. Nichts ist klar, nichts ist rein. Das Leben erstickt an seiner eigenen Üppigkeit. Der Zaun wird gleich brechen. Der Wimpernschlag der Zeit bringt immer mehr hervor. Blumen, Beeren, kleine Vögel, die dort wohnen. Käfer, Spinnen, Schlangen und Kröten. Ich schlafe bei den Wurzeln.

Wir haben das Wilde fast zur Gänze zum Verschwinden gebracht. Wo man hinschaut, Landschaft. Wo Wildwuchs herrscht, spricht man gleich davon, wie ungepflegt so etwas aussieht. Wir haben das Wilde in Gut und Böse aufgeteilt. So gibt es Vorstellungen vom edlen Wilden und Ängste vor den Menschenfressern. Aber das Wilde ist etwas ganz anderes, es ist nicht primitiv, es ist ursprünglich. Der pure Wille zum Leben.

Es sind unsere Regionen des Mittelhirns, die für die menschliche Wildheit zuständig sind.

Ein Mensch, der in den herrlichen Gegensätzen des Mittelhirns lebt, wo traumhafte Wildheit herrscht, Leidenschaft verteidigt wird und das Blut, angeregt durch Adrenalin, schneller fließt, der kann die Welt inspirieren, die Gemeinschaft schützen und selbst voller Leidenschaft sein. Aber er kann auch voller Brutalität, Gier und Selbstsucht zerstören, was eigentlich zum Unmittelbarsten und Lustvollsten des Lebens auf Erden gehört. Dann wird aus

Freude am Essen eine hässliche Fettsucht oder aus Leidenschaft Gewalt, vielleicht auch aus genialer Kreativität ein erschreckender Größenwahn.

Diese Kräfte können Angst machen und doch dürfen wir auf sie nicht verzichten. Wir haben im Außen eine Welt erschaffen, die hauptsächlich aus gestalteter Landschaft besteht. Unsere Wälder sind Baumplantagen. Und wirft einmal ein schlimmer Sturm alles durcheinander, wird gleich aufgeräumt, denn es könnte ja der Borkenkäfer kommen und alle Bäume zerstören. Das Wilde ist eben manchmal auch nur ein kleiner blöder Käfer. Seine Botschaft: Was immer der Mensch auch glaubt, er wird das Leben niemals unter seine Kontrolle bringen.

Wir sollten darauf achten, in unserem Garten der Seele ausreichend Raum für das Wilde zu lassen.

Dies ist die Quelle aller Kreativität, aller Wünsche und heiligen Räusche. Wenn das Wilde in uns nicht leben darf, dann haben wir eine traurige und arme Welt, in der es kein herzhaftes Lachen gibt und keinen großen Gesang.

Das Gezähmte

Verzicht und Beschränkung. Disziplin und Dankbarkeit. Ich ringe mit dem Abendgrün. Ich pflanze. Folge sauberen Wegen und sitze unter Apfelbäumen, die das Gewicht von vielen Arbeitstagen tragen. Die vollen Früchtekörbe erzählen von Geduld, vom Sieg über Wölfe und Wind. Nur langsam geht der Wandel vor sich. Der Zeit folgend wiege ich mich in Sicherheit. Die Opfer bringe ich gern.

Es gibt Dinge im Leben, zu denen sagen die Leute immer: Das macht viel Arbeit. So ist es. Na und? Wie wäre es mit: Das macht sich nicht von allein. Oder: Von Nichts kommt Nichts. Dann gibt es noch: Ohne Fleiß kein Preis. Oder auch: der frühe Vogel fängt den Wurm. Alles ziemlich blöde Ansagen. Blöd, aber wahr.

Wenn wir das Wilde einfach nur wuchern lassen, dann verschwindet der Garten eines Tages völlig. Ein Opfer ungebremsten Wachstums. Die gewaltige Kraft muss gebündelt werden, um ihre wahre Intensität zeigen zu können.

Seelenarbeit in diesem Zusammenhang bedeutet, sich mit Problemen auseinander zu setzen, die etwas mit der Fähigkeit, Entscheidungen zu treffen, Ziele zu verfolgen und Verantwortung zu tragen, zu tun haben. Die Welt von Sieg und Niederlage, Krieg oder Frieden ist die Welt dieser Bewusstseinsstufe.

Manche haben zuviel Gezähmtes in sich, manche zu wenig. Manche verwechseln das Gezähmte mit dem Anspruch, Kontrolle über das Leben zu haben. Aber alles, was wir tun können, ist zu säen, und dann zu ernten, was wir gesät haben. Erfolg ist das, was erfolgt.

Mit diesem Bereich unserer Seele sind wir meist erst nach dem dreißigsten Lebensjahr vertraut und ausgesöhnt. Wenn akzeptiert werden kann, dass Entscheidungen getroffen werden müssen, Verantwortung geschultert werden muss und man mehr als einmal hinter den Bedürfnissen seiner Schutzbefohlenen zurück zu treten hat, dann haben wir begriffen, dass die Vitalität der Wildheit in uns Begrenzung erfahren muss.

Das Kultivierte

Mein Erinnern an einen Frühlingstag. An einen Frühlingstag in jedem Jahr. Der bekannte Garten, in ihm fremde Tänzer sich bewegen. Schweres Leinen, zarte Spitzen über die flüchtigen Früchte in den Körben gedeckt. Der Wein in einem zarten Glas. Bin ich endlich frei vom Tod? Lorbeer und Reife, vielleicht auch leise Müdigkeit.

Des Menschen Sehnsucht nach Schönheit, Gestaltung und Ordnung ist die Sehnsucht nach einer Welt, die hinter dem Profanen liegt. Hier erhält der Mensch kein Versprechen, hier sucht er und das, was bei der kollektiven Suche nach Schönheit, Reinheit und Ewigkeit entsteht, macht die Kultur einer Gesellschaft aus. Es ist der Wunsch nach Bedeutung, nach Unverwechselbarkeit und Zugehörigkeit, der den Einzelnen trägt. Die Gesetze der Kultur sind ungeschriebene Gesetze. Wir lernen sie durch Vorbilder und dadurch, dass die, bei denen wir aufwachsen, ihr Tun ritualisieren. Manchmal solange, bis daraus eine Tradition wird. Was uns die Alten überliefern, kann also von großer Kostbarkeit sein. Allerdings kann es vorkommen, dass die Zusammenhänge, die zu einer kulturellen Tradition geführt haben, längst in Vergessenheit geraten sind, und dennoch halten wir daran fest, als hinge irgendetwas Wichtiges davon ab. Abgesunkenes Kulturgut nennen die Soziologen so etwas.

Kultur schafft Identität für den einzelnen und für ganze Völker, und das macht sie so wesentlich für ein gesundes Seelenleben. Darum ist es so schwer, die eigene Kultur zugunsten einer neuen aufzugeben, ein Phänomen, das sich bei allen Migranten in der ganzen Welt beobachten lässt.

Die Kunst

Wem zu Liebe bin ich hier? Muss das Wilde wieder suchen. Muss das Edle zerkratzen, muss mein Lied singen und nach dem Gott und seinem Himmel rufen. Mit weiten Augen sehe ich das Offene. Wieder und wieder. Schwere schwarze Erde klebt an meinen Schuhen. Hält mich fest. Und meine Arme reichen nicht hinauf. Da schicke ich meinen Zauberspruch in die Wolken, dass ich die Erde vergesse.

Ein Garten ist mehr als nur ein Garten. Mehr als die Früchte unserer Arbeit. Mehr als die Feinheit unserer Kultur. Er ist ein Ort, welcher der Kunst gehört. Was ist die Kunst? Es ist die Kraft, die das Ungewöhnliche herbeiruft. Die Kraft, die aus einem Haufen Steinen einen heiligen Tempel baut. Wenn alles im Garten seinen Zweck erfüllt, dann muss ein Kunstwerk davon erzählen, dass es eine Welt gibt, in der ein Ding keinen Zweck hat, reiner Geist ist, nicht von dieser Welt, beseelt von Kräften, die uns vom Lauf der Zeit befreien. Ewigkeit. Ewigkeit bedeutet nicht, wie meist angenommen, ohne Ende, sondern: außerhalb der Zeit.

Der Himmel

Aller Tage Stunden sind zerstoben, und ich schaue, wie die Vögel sich sammeln. Dies ist nicht das Ende, es ist der Anfang des Unbekannten. Und wenn die Vögel fliegen, fliege ich mit bis zum Rand meiner Sehnsucht. Auch der Himmel gibt uns ein Versprechen. Das Leben ist groß, und ich nur ein kleiner Garten, der vor sich hinblüht, von dem keiner weiß. Doch die Himmel sind nicht leer. Was wir in ihm zu lesen suchen, ist nicht in ihm zu finden, es ist überall, in uns. Unendlicher Raum, jenseits des Todes.

Niemand kann den Himmel ignorieren. Niemand kann ohne das Göttliche sein. Es zieht uns fort, hinauf. Wir beten um ein Zeichen, manche wünschen sich Beweise. Als ob es darum ginge. Das Göttliche lässt sich nicht auf unser menschliches Maß verkleinern und wenn es so geschieht, dann nur, damit wir uns nicht fürchten. Wenn wir das Göttliche in unserem Garten zu finden suchen, dann müssen wir wissen, dass wir es nicht dort einsperren können. Es ist innen und außen. Alles, was ist, ist davon durchdrungen.

In unserem wilden Seelengarten befindlich, wissen wir, dass der Himmel über uns ist.

Der Himmel über dem wilden Garten steht für alles, was über das eigene, kleine persönliche Leben hinausweist. Man kann sagen, dass nur die Dinge im Leben gelingen, die den Segen des Himmels haben, so wie auf der Erde nichts wachsen würde, wenn nicht der Himmel den Regen, also das unverzichtbare Wasser und den lebensnotwendigen Sonnenschein hinzu gibt. Dabei ist Himmel als Metapher gemeint für das natürliche Bedürfnis des Menschen nach Religion und Spiritualität, also den Versuchen, zu verstehen und zu begreifen, dass das Leben ein großes Wunder ist, den Tod eingeschlossen.

Die schlimmsten Dinge geschehen aus Angst vor dem Tod. Und Angst vor dem Tod hat der, der die Verbindung zum Himmel verloren hat. Wie gesagt, vielleicht ist der Himmel gar nicht der Raum über uns, vielleicht ist er woanders, anders. Wir könnten auch vom Jenseits sprechen. Das ist möglicherweise präziser als der Begriff ›Himmel‹.

Hätten wir nicht so viel Angst vor dem Tod, also vor diesem Augenblick des Übergangs von der Erde zum Himmel, von der Materie zur Energie, hätte es keinen Holocaust gegeben, hätten Gewalttäter keine Chance. Ohne dieses Prinzip Himmel sind wir Geschöpfe, gefangen in Angst.

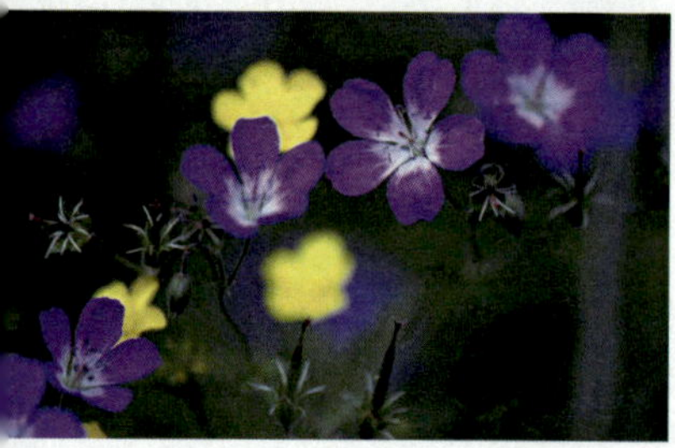

Seelenarbeit und Seelenpflege

»Wir sind nicht Menschen, die gelegentlich ein spirituelles Erlebnis haben – es ist andersherum: Wir sind spirituelle Wesen, die gelegentlich eine menschliche Erfahrung haben.« *Deepak Chopra*

Unsere Seele ist das Wichtigste an uns. Es macht einen großen Unterschied, ob wir uns vor allem als Körper, der fühlt und denkt, erleben oder aber als geistiges Wesen, das sich zu einem Körper manifestiert, um am Leben teilzunehmen. Ersteres ist die übliche Sicht auf die Dinge. Mir lässt diese Sicht zu viele Fragen offen. Darum tendiere ich zur zweiten Sichtweise. Natürlich führen diese beiden unterschiedlichen Weltsichten auch zu unterschiedlichen Auffassungen vom Sinn und Zweck der Seelenarbeit.

Mein Begriff von Seelenarbeit ist seit jeher Lichtjahre von dem entfernt, was die verschiedenen Schulen der Psychotherapie darunter verstehen. Die Reduzierung der seelischen Nöte auf – sagen wir Fehlverhalten der Eltern, speziell der Mutter, ist eine ans Törichte grenzende beengte Auffassung. Wenn wir diese Gedanken bis ans Ende verfolgen, kommen wir zu einer Welt, die aus einer ununterbrochenen Generationenfolge von völlig verkorksten Fehlentwicklungen besteht, eine Generation immer neurotischer als die andere. Man muss sich fragen, ob unsere Urmütter – es sind laut Genetikern fünf bis sieben, die für die heutige Menschheit der Ursprung waren – vielleicht schon nicht alle Tassen im Schrank, respektive nicht alle Tonschalen in der Höhle hatten? Ich meine, dass der Zusammenprall jedes geistigen Wesens mit den Lebensbedingungen auf Erden unweigerlich zu seelischen Nöten führen muss. Ein Umstand, der der Weiterentwicklung des geistigen Wesens dient und darum keiner Heilung bedarf, sondern größte Aufmerksamkeit erfordert, um zu lernen, an Problemen seelisch zu wachsen.

Mir geht es um größtmögliche Bewusstheit, um Klarheit über Ursachen allen Fühlens, um das Wissen über die eigenen Motivationen jeglichen Handelns, am Ende um den Bereich, der dafür sorgt, dass wir als die mitfühlenden und achtsamen Wesen handeln, als die wir gedacht sind. Sich darum verantwortlich zu kümmern, erscheint mir sowohl wichtigste Aufgabe im Leben wie auch größte Glücksquelle auf dem Wege, das Leben zu begreifen und auf sich einwirken zu lassen.

Wir sind fähig, uns des inneren Bereichs bewusst zu sein, in dem unsere Gedanken, Gefühle, Empfindungen, Wünsche, Erinnerungen, Instinkte, Triebe und Absichten zu finden sind. Wäre es nicht geradezu lebenswichtig, sich darin auszukennen? Ist es nicht im Grunde obszön, andere Menschen in unserem Umfeld darunter leiden zu lassen, dass wir einst verletzt oder schlecht behandelt wurden oder auf andere Weise nicht mit dem Leben fertig werden? Sind wir nicht zu einer sorgfältigen Seelenhygiene verpflichtet, die verhindert, dass der eigene Seelenmist im Leben anderer herum stinkt, so wie wir uns ja auch die

Zähne putzen und unsere Stoffwechselrückstände nicht in die eigene Unterwäsche oder fremde Zimmerecken entsorgen? Das lässt sich nicht erreichen, indem wir uns zurückhalten, zusammenreißen, uns verschließen, so wie unser Mundgeruch sich auch nicht auflöst, wenn wir den Mund einfach nicht mehr aufmachen. Eine positive Einstellung zur Seelenarbeit und regelmäßige Seelenpflege können da viel bewirken. Seelenarbeit ist eine Frage des Anstands und ein Akt der Liebe. Der Liebe zu sich selbst und zu anderen, die wir lieben und mögen.

Seelenarbeit erscheint manchen Menschen als purer Luxus; etwas für Leute, die zuviel Zeit haben, jedenfalls keine echten Sorgen zu haben scheinen. Aber Seelenarbeit ist vor allem gerade für Menschen mit echten Sorgen gut. Und wer hat die nicht. Niemand sollte seine eigenen Sorgen leichtfertig klein reden. Nichts ließe sich so leicht relativieren wie die eigenen Sorgen. Es gibt immer jemanden, dem es schlechter geht und immer jemanden, dem es besser geht. Und doch hat nichts so wenig Einfluss auf unseren Kummer wie diese Tatsache. Ein Leben ohne Sorgen und Leid gibt es also nicht, kleine Sorgen und unwesentliches Leid auch nicht, denn es ist in jedem Falle ein Kummer damit verbunden, der immer schwer wiegt. Aber wir können an dem Umgang mit Sorgen und Leid sehr wohl etwas ändern. Manches Problem kann sich auflösen, eine Lösung bekommen. Anderes kann wenigstens und immerhin leichter ertragen werden. Ob ein Leben als glücklich oder unglücklich betrachtet werden kann, ist wohl immer eine Frage des Standpunktes, den wir bei der Betrachtung einnehmen. Seelenarbeit ist der Weg, wie wir unseren Standpunkt ändern können. Mit einer guten Seelenpflege liegt man dabei immer richtig.

Ein Mensch mag schwer erkrankt sein oder in einer tiefen Krise stecken, weil der Arbeitsplatz verloren gegangen ist, vielleicht weil eine Ehe zu Ende gegangen ist; möglicherweise hat jemand jahrelang Positionen vertreten müssen, an die er selbst nicht glaubt und ist darüber depressiv geworden. Was es auch sein mag, in jedem Falle müssen wir uns den Problemen zuwenden, müssen sie untersuchen, lernen, sie zu verstehen und dann Seelenarbeit leisten. Am Ende sollte gelungen sein, den Standpunkt verändert zu haben und sich durch eine neue Betrachtungsweise mehr Freude und Glück erarbeitet zu haben. Seelenarbeit ist nicht dann erfolgreich, wenn man körperlich gesund geworden ist oder glücklich geschieden, sondern wenn man mehr Bewusstheit erlangt hat und wesentlich mehr als früher über die Motivation des eigenen Handelns erfahren hat, um zu sinnvolleren Handlungsmöglichkeiten zu gelangen.

Was kann einem Menschen, dem es schlecht geht, auf diesem Wege helfen? Vieles, sofern es dazu dient, dass er selber dafür sorgt, dass es ihm besser geht. Hier geht es niemals darum, diesem oder jenem den Vorzug zu geben. All zu schnell landen wir in den Armen der Göttin der Ideologien.

Wer körperlich erkrankt ist, wird auf der körperlichen Ebene handeln müssen, er wird sich selbst auf körperlicher Ebene Antworten geben müssen, die sein Leid lindern und ihn vielleicht heilen. Aber er kann es nicht den Fachleuten allein überlassen, seinen Körper quasi zu reparieren, damit er danach wieder einwandfrei funktioniert. Er kann es auch nicht bei der auf den Körper konzentrierten Medizin bewenden lassen. Ich meine, dass es notwendig ist, zu verstehen, warum ein Mensch erkrankt ist. Dies setzt natürlich voraus, dass man für möglich hält, dass wir komplexe, miteinander verbundene Wesen sind und die Welt der Newtonschen Gesetze nicht die einzige Wirklichkeit ist.

In den langen Jahren meiner Arbeit sind viele Frauen während oder nach einer Brustkrebserkrankung zu mir gekommen, um mit meiner Hilfe anzufangen, zu verstehen, welche Bedeutung die Krankheit in ihrem Leben möglicherweise hatte. Manches lässt sich über Psychotherapie entschlüsseln, anderes über die Astrologie. Es gibt viele Bücher, die sich mit den symbolischen Bedeutungen körperlicher Krankheiten beschäftigen. Im Laufe der Zeit empfand ich Seelenarbeit auch als Aufarbeitung aller während der langen, oft schmerzhaften und quälenden medizinischen Behandlung entstandenen Gefühle mindestens ebenso wichtig wie das ganzheitliche Verständnis von Erkrankungen. Gerade Blütenessenzen können da einen nicht geringen Beitrag zur Anhebung der Lebensqualität beisteuern. Sie haben die Fähigkeit, der Geschichte des Lebens eine Chance zu geben, sich in eine neue Richtung zu bewegen, wenn es uns selbst schwer fällt, den ersten Schritt zu tun. Oder wenn wir wissen, es allein nicht schaffen zu können.

Letztlich haben sich meine Definitionen von krank und gesund im Laufe meiner Arbeitsjahre so gut wie aufgelöst. Niemand ist krank, niemand gesund. Wir sind körperlich von Geburt an in einen Sterbeprozess verwickelt, den wir Leben nennen. Es endet immer damit, dass der Körper irgendwann nicht mehr mitmacht. Die Betonung liegt auf ›irgendwann‹. Wir können ein Leben nicht allein schon deshalb als gelungen betrachten, weil es lang währt. Und wenn es lang währt, vielleicht sogar sehr lang, müssen wir uns fragen, welche Qualität wir dem Leben in seinem letzten Abschnitt geben wollen, um auch diese Zeit als tief und lebenswert erfahren zu können.

Warum es Krankheiten gibt, kann niemand beantworten, solange wir daran festhalten, dass es Krankheiten sind, und nicht unterschiedlich erfahrbare Lebensprozesse, die immer von der Seele ausgehend, natürlich am Ende auch den Körper betreffen.

Unser sich im Lebensprozess befindliches Leben erhält seine Themen aus den im vorigen Kapitel beschriebenen sechs Ausdrucksformen. Diese Themen leben wir nicht nur so aus, dass es das eigene individuelle Leben betrifft, sondern immer auch Einfluss auf andere, vielleicht sogar auf das ganze Universum hat. Hier soll kurz auf die Chaos-Theorie verwiesen werden, jene Weltsicht, die zeigt, wie der Flügelschlag eines Schmetterlings im Regenwald der Beginn einer Ereigniskette sein kann, die mit einem Orkan in einem Land in weiter Ferne endet.

Das Thema ›Erde‹ berührt alle Probleme, die als Resultat einer Daseinsentfremdung zu sehen sind. Viel mehr Menschen als wir glauben, leiden an Hospitalismus, sind emotionale Geisterfahrer und ertragen es nicht, sich mit den profanen Voraussetzungen des irdischen Lebens zu befassen. Auch Menschen, die es schwer haben, sich auf irgendetwas einzulassen, sollten sich mit dem fraglosen Dasein aussöhnen, ebenso wie der klassische Ehemann mit und ohne Trauschein, der glaubt, dass Toilettenpapier auf der Rolle von selber nachwächst und für den Rest des alltäglichen Lebens ein weibliches Dienstbarkeitsgen heranzuziehen ist.

Das Wilde in uns ist nach meiner Erfahrung das am meisten missachtete. Mit grenzenloser Vitalität, Glück und Ekstase kennen wir uns nicht wirklich aus. Noch ist das Wilde nicht ganz eliminiert. Unsere Kultur kennt noch immer viele Bräuche, die dem Wilden in uns seinen Raum geben. Bräuche, die sich offenbar aus archaischen Zeiten erhalten haben. ›Der Ruf des Dionysos bringt den normalen Verlauf der Zivilisation meist durcheinander. Deren weise Aufseherin Athene hatte die Ziege des Dionysos in ihrem Gebiet verboten. Doch Dionysos, ‚Herr der Frauen' forderte beide Geschlechter und sämtliche Lebensalter auf, sich seinen Ritualen anzuschließen. Frauen ließen ihre Haushaltspflichten im Stich, um ihm in die Hügel zu folgen und sich dort gehen zu lassen und sich auszutoben.‹ (James Hillman, Vom Sinn des langen Lebens). Ein Durchschnittskölner wird dies für eine präzise Beschreibung des heimischen Karnevals halten. Lebensthemen aus diesem Bereich gelten auf den ersten Blick selten als problematisch und belastend. Sie sind es aber sehr. Wer hierzu keinen guten Zugang findet, kann unter der eigenen Grenzenlosigkeit leiden. Da finden wir den sich grenzenlos ausdehnenden Krebs, aber auch alle Suchtkrankheiten. Aller Schrecken der ungezügelten Gier vom Heuschreckenkapitalismus bis hin zu Aggressionsproblemen haben mit einer verschütteten Quelle dieser Kraft zu tun. Im Falle von Krebserkrankungen ist es nicht ganz einfach, denn das Prinzip des Wilden, das ungezügelte Wachstum ist auf tödliche Weise entgleist. Wie soll man das Warum verstehen?

Wenn die zu bearbeitenden Lebensthemen aus dem Bereich kommen, den ich ›Das Gezähmte‹ nenne, geht es darum, dem Wilden in uns einen Rahmen zu geben. Der Garten wird eingezäunt, Grenzen werden gezogen. Wer die Regeln einer Gesellschaft nicht verinnerlicht, wird keinen Gemeinsinn entwickeln können und somit schwerlich Verantwortung für das große Ganze übernehmen. Wenn das Gezähmte in uns sich nicht entwickelt hat, so ergeben sich für den Einzelnen Lebensthemen, unter denen auch immer die Gemeinschaft zu leiden hat. Hier teilt sich die Welt in Täter und Opfer, und wir müssen Unterscheidungen lernen. Das ist viel Arbeit und anstrengend, aber gerade darum geht es ja.

Kultur und Seelenarbeit bringen wir nicht so ohne weiteres zusammen. Gerade dort, wo die Kultur zum Kulturbetrieb wird, geht es keineswegs kultiviert zu. Ich habe nirgendwo so viele seelisch verwahrloste Menschen erlebt wie am Theater. Die Geldgier als treibende Kraft der bildenden Kunst ist bekannt. Wer sich im Kulturbetrieb länger aufhält, ohne Schaden an Seele und Geist zu nehmen, ist nicht von dieser Welt. Es ist der Hauptschauplatz für böse alte Kinder mit harten, aber eitlen Herzen. Manche kommen völlig ungeniert ganz unmaskiert daher, andere verstecken sich hinter schönen Masken der Niedertracht. Und darin liegen bereits die Hinweise, womit wir uns befassen müssen, wenn Seelenarbeit sowohl aus Mangel an Verbindung zur Kultur wie auch Mangel an Anbindung zur Kultur notwendig wird.

Es sind Themen, die mit Egoismus, Egozentrik und Egomanie zu tun haben. Es ist der Mangel an Tiefe, der betrachtet werden muss. Dies ist der Bereich der Philosophie, und darum geht es hier auch immer um Wahrhaftigkeit und Scharfsinnigkeit, denn es ist wichtig, das Nachdenken über die Welt von dummer Geschwätzigkeit zu unterscheiden, ebenso wie Logik eine eigene Magie hat, die fern von haarspalterischem Hokuspokus sich entfaltet. Kultur ist der Bereich, der davon erzählt, ob wir beziehungsfähig sind und – was noch viel schwerer wiegt – hier zeigt es sich, ob wir lieben können.

Auf unserem Weg von der Oberfläche der Erde zu Tiefe, Weite und Höhe in die Transzendenz sind wir bei den Lebensthemen, die in Verbindung mit Kunst stehen, schon sehr weit in die menschliche Gemeinschaft vorgedrungen. Im Kunstwerk drückt ein Künstler aus, was in einer Gemeinschaft oder Gesellschaft oder Nation oder gar der Menschheit von seelischer und geistiger Bedeutung ist, was uns beschäftigt oder quält oder beunruhig; was wir nicht sehen wollen oder gar leugnen und erst zum Vorschein kommt, wenn wir das Gewohnte aufgeben oder die Selbstverständlichkeiten verlieren; vor allem aber, wenn wir mit einer Kraft beschenkt werden, die uns über alles Profane hinweg hebt.

Letztlich kommen wir alle bei dem an, was ich mit dem Begriff Himmel zu umreißen versucht habe. Es ist eine Frage der Zeit, dass wir auf die Frage aller Fragen stoßen, die Frage, welche Rolle der Tod in unserem Leben spielt. Wir erleben mehr als eine Krise im Leben, die uns mit der Frage nach dem Sinn des Lebens quält. Wenn Seelenarbeit im Zusammenhang mit diesen Fragen notwendig ist, dann haben wir zu lernen, was Zeit ist. Unser Weg durch die reale Welt endet irgendwann und dann beginnt das Unbekannte. Vor nichts hat der Mensch mehr Angst als vor diesem Unbekannten. Und so hat Seelenarbeit hier immer etwas mit Mut und Zuversicht zu tun, aber auch mit Hingabe und der Fähigkeit, loszulassen, es sein zu lassen.

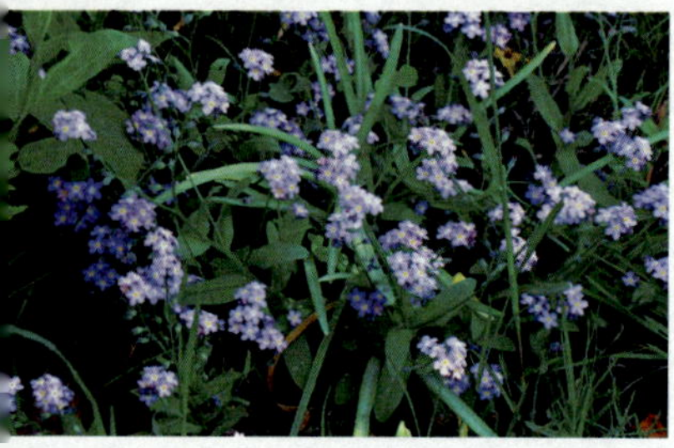

Teil II

Schwingungen und Resonanzen

Meine Zuwendung zu den Pflanzen des Schlangenbergs zwang mich, vertraute Denkgewohnheiten aufzugeben, ebenso wie mein enges Zusammenleben mit meinen Tieren. Das ging so weit, dass ich versuchte, jeden Tag so zu betrachten, als hätte ich die Welt noch nie gesehen. Das ist gar nicht so einfach. Ich behaupte, dass wir weitaus mehr als uns bewusst ist, mit unserem Leben, unseren Ansichten über das Leben, mit anderen Menschen und unseren Problemen so umgehen, als wären wir ein überversorgtes, verwöhntes Kind, das sich vom Feuer des Enthusiasmus kaum noch berühren, geschweige denn bewegen lässt. Was kennen wir nicht alles bestens vom Wegschauen! Wie automatisch und zuverlässig arbeiten doch unsere Wahrnehmungsfilter, auf dass wir nicht von unbekannten Sichtweisen gestört werden. Der staunende Mensch ist bei uns Synonym für den Narren.

Es ist für mich selber oft eine Frage gewesen, ob ich noch alle Latten am Zaun habe, wenn ich beispielsweise nachts mit unvorstellbaren Angstempfindungen aufwachte, die ich mir nicht erklären konnte, weil ich dazu keinen Grund hatte. Und dann, einer Ahnung und dieser Angst folgend in den Ziegenstall ging, wo eines meiner Zwergschweine meinen alten Ziegenbock Jakob so attackiert hatte, dass er gestürzt war und nicht mehr aufstehen konnte. Die Angst blieb, bis Jakob ein paar Tage später an den Folgen der Schweineattacke gestorben war. Er war schon zu alt und gebrechlich gewesen, um sich wieder erholen zu können. Ich hatte in jener Nacht die Schwingung seiner Lebensgefühle aufgefangen. Die Welt, die sich auftut, wenn wir unseren Wahrnehmungsfilter ablegen, ist wahrlich erstaunlich.

Was anfänglich von mir noch als Zufall, später dann als Ergebnis tiefer Verbundenheit, wie man es ja auch von Müttern und ihren kleinen Kindern kennt, gedeutet wurde, zeigte sich im Laufe der Zeit als eine Art Hellfühligkeit, der ich besonders auf dem Schlangenberg ausgesetzt war. Mit der Zeit lernte ich, klar zu empfinden, welche Schwingungen bestimmte Plätze auf dem Schlangenberg oder Pflanzen auf dem Schlangenberg hatten. Die Reizarmut des Schlangenberges machte es möglich. Ich war nicht abgelenkt von Großstadtgeräuschen und dem bunt durchwirbeltem Schwingungschaos in dicht besiedelten Ballungsräumen.

In der Stille eines faulen Sommernachmittags, wenn die Bauern ringsherum weder Traktor noch Motorsäge in Betrieb hatten, und die lautesten Geräusche das Summen der Bienen und das Schwirren der Grillen waren, war es besonders leicht, die sanften Schwingungen von Salbei, Ysop und ihren pflanzlichen Freunden aufzufangen und wahrzunehmen.

Aber was heißt schon Schwingung? Bei diesem Begriff teilen sich die Meinungen. Man kann es naturwissenschaftlich deuten, was zuerst einmal wohl eher ungewöhnlich erscheint, wenn es darum geht, etwas Nichtwissenschaftliches zu erklären. In diesem Fall ist Schwingung eine physikalische Größe. Sie besagt, dass Stoffe eine rhythmische Frequenz besitzen, beziehungsweise Wellen aussenden, die gemessen werden können und mit der Einheit Hertz beziffert sind. In manchen Fällen sind diese Frequenzen für uns sogar sinnlich erfahrbar, wie der Herzschlag, den wir spüren oder die Radiowellen, die wir hören. Durch die Quantenphysik wissen wir heute, dass jede Substanz, jede Zelle, jedes Molekül mit einer eigenen Frequenz schwingt, auch in Größenordnungen, die wir mit unseren bloßen Sinnen nicht mehr wahrnehmen können.

Man kann Schwingung auch als emotionalen Begriff verwenden, dann bezeichnet sie das, was als Ausdruck von Emotionen gefühlt werden kann, was quasi irgendwie in der Luft liegt. Mühelos kann man in den ersten Sekunden spüren, ob man einen neugierigen, einen freundlichen oder einen desinteressierten oder ablehnenden Menschen vor sich hat. Gruppen und Menschenansammlungen bringen gemeinsam eine ganz eigene Schwingung hervor, einmalig und unwiederholbar. So ist es möglich, dass ein ganzes Land in einen Freudentaumel verfällt, wenn es im Mittelpunkt eines internationalen Sportereignisses steht oder – vor Jahrzehnten in die andere Richtung schwingend – in hysterischer Trance Ja schreit, wenn ein kleinwüchsiger Demagoge die rhetorische Frage stellt, ob das

Volk den totalen Krieg will. Da sind die Menschen einem Heringsschwarm nicht unähnlich.

Ich verwende den Begriff Schwingung wie die Naturwissenschaftler, wenn es um Blütenessenzen geht. Und es könnte sein, dass wir bedenkenlos sagen können, dass beide Deutungen genau dasselbe meinen, wenn wir uns der Resonanz der Schwingung zuwenden. Die Resonanzen, welche die Schwingungen hervorrufen, die wir mit den Sinnen wahrnehmen können, lassen sich gut beschreiben; seien es Töne, die wir hören oder Farben, die wir sehen oder Formen, die wir berühren. Selbst wenn es sich um Schwingungen handelt, die wir zwar mit den Sinnen aufnehmen, die unser Bewusstsein jedoch nicht registriert, sind wir noch nicht in dem Bereich angekommen, in dem das Staunen angebracht wäre.

Da, wo die Wirkung der Blütenessenzen beginnt, sind wir in einer Welt unterwegs, in der es eigentlich keine feste Materie mehr gibt. Da – so wissen wir – sehen wir die Welt ausschließlich als Energie und Information. Diese Ebene wird als Quantenbereich bezeichnet. Alles ist immateriell und kann nicht mehr durch unsere Sinne wahrgenommen werden. Das, was wir normalerweise für Feststoffe halten, ist aus Atomen zusammengefügt, die wiederum aus subatomaren Teilchen zusammengefügt sind, die über keinerlei Festigkeit verfügen. Und alles schwingt. Die Resonanz dieser Schwingungen teilt sich mit, auch wenn unser Bewusstsein und unsere Sinne viel zu grob sind, um das wahrzunehmen.

Bei Blütenessenzen wird die unverwechselbare Schwingung einer Pflanze, auf eine Trägersubstanz übertragen. Damit ändert sich die Schwingung der Trägersubstanz. Nehmen wir nun diese Substanz auf, indem wir sie trinken oder auf die Haut geben, gibt es die nächste Resonanz, d.h. die Schwingung unserer Körperzellen tritt in Korrespondenz mit den Frequenzen der feinstofflichen Blütenessenz und eine Wirkung wird erfahrbar. Wohlgemerkt: erfahrbar. Das ist etwas ganz anderes, als wenn ein Symptom verschwindet, wie es bei einem allopathisch wirkenden Medikament der Fall wäre. Im Reich der Allopathie macht Naturwissenschaft, wie wir sie kennen, einen Sinn. Die Wirkung eines Mittels muss endlos wiederholbar und damit beweisbar sein. Das ist im Reich der Homöopathie, zu der Blütenessenzen vom Prinzip her auch gehören, ganz anders. Das, was geschehen kann, lässt sich nur in gewissem Maße vorhersagen. Und es kann sein, dass gar nichts geschieht. Nicht jeder bemerkt Schwingungen. Nicht jede Schwingung findet Resonanz. Dennoch ist es nicht beliebig. Das Energiefeld, das sich öffnet, hat seine jeweils eigenen Charakteristika.

Am besten lässt sich das mit Musik vergleichen. Wir hören ein bestimmtes Musikstück, und es berührt unser Herz; wir schwingen im Takt; wir schwelgen in Erinnerungen; Sehnsucht wird wach. Oder eben nicht. Genauso geht es uns mit der feinen Schwingung der Blütenessenzen. Wenn sie unsere Seele berührt, kommen Gefühle und Gedanken in Bewegung. Oder eben nicht. Wenn nicht, war es nicht die passende Blüte. Dann muss man die zum Empfinden passende Blüte finden wie ein Musikstück, von dem man ungefähr weiß, in welche Stimmung es uns versetzen soll.

Während man sich bei Musik unbedingt auf den eigenen Geschmack verlassen soll, habe ich festgestellt, dass bei den Blütenessenzen die besten Ergebnisse erzielt werden, wenn man jemand anderem die Qual der Wahl überlässt. Zwar weiß die Seele selbst am besten, was sie braucht, wenn da nicht das in dieser Hinsicht wichtigtuerische Ego wäre. Jener Bereich unseres Innenlebens, der alles bestimmen und kontrollieren will, aber leider nicht auch nur annähernd die Voraussetzungen dafür mitbringt, weil er immer nur nach dem Lustprinzip handeln kann, ein Prinzip, das wenig Tiefe hat. So empfehle ich also den Umweg über eine gute Beratung, um aus den verschiedenen Schwingungen diejenigen auszuwählen, deren Resonanzen man bedarf.

Wie aber kommt die Schwingung einer Blüte von der Pflanze in die Flasche und von dort in die Seele, von der wir je nach Denkgewohnheit die unterschiedlichste Vorstellung haben?

Wir benötigen dazu neben Blüten der jeweiligen Pflanze und der Kraft der Sonne zuerst ein gutes Wasser. Wasser ist ein idealer Informationsträger. Es kann die Schwingung der Blüte aufnehmen. Erfreulicherweise gibt es mittlerweile zahlreiche wissenschaftliche Forschungen in Bezug auf das Verhalten von Wasser als Informationsträger, vor allem von dem japanischen Arzt Emoto betrieben, die zeigen, dass Wasser in der Tat auf alles reagiert, mit dem es in Berührung kommt. Das lässt sich unter anderem dadurch nachweisen, dass Wassertropfen, die austrocknen, ein jeweils unterschiedliches Trockenmuster entwickeln. Interessanterweise verändert sich das Trockenmuster eines Wassertropfens nicht nur, wenn er mit einer bestimmten Substanz, also auch mit einer bestimmten Blüte in Berührung kommt, sondern es reagiert auch auf den Menschen, der den Tropfen tropfen lässt. Je nachdem, wer den Tropfen Wasser fallen lässt, entsteht ein anderes Trockenmuster, und zwar so, dass die Trockenmuster wiederholt den jeweiligen Menschen zuzuordnen sind.

Noch aber kommt die Sache nicht in die Flasche, denn die wunderbare Trägersubstanz Wasser hat, was die Blütenessenzen angeht, einen Nachteil: Sie ist – wenn sie in Flaschen abgefüllt wird – nur begrenzt haltbar. Wasser muss genau wie Geld ständig in Bewegung sein, damit es nicht stinkt. So muss – will man die Essenz einer Blüte für längere Zeit haltbar machen – das Wasser haltbar gemacht werden. Sämtliche Hersteller von Blütenessenzen verwenden dafür Alkohol. Das funktioniert zwar, jedoch auf Kosten der feinen Schwingung der Blüten. Denn Alkohol ist ein Zellgift. Es sind jedoch die einzelnen Körperzellen, durch die der Seele von der jeweiligen Blüte ein Impuls gegeben werden soll. Die Korrespondenz einer Zelle mit der Blütenessenz mit Hilfe von Zellgift kann nicht wirklich erfreulich für die Zelle sein.

Wie schon an anderer Stelle beschrieben, hat sich uns Essig als Trägersubstanz geschenkt. Und weil der eigene, aus Resten unseres Hausweines entstandene Essig mittlerweile nicht mehr ausreicht, wird bester steirischer, in Holzfässern gereifter Bio-Apfelessig verwendet. Essig gehört zu den fast unverwüstlichen Lebensmitteln und hat überdies den Vorzug, genau wie Wasser einen direkten Weg in die Zelle nutzen zu können. Von der eigenen gesundheitlich wohltuenden Wirkung von Essig ganz zu schweigen.

Nun endlich abgefüllt, müssen noch Essenz und Seele zusammengebracht werden. Die Seele jedoch ist nichts Greifbares. Genau wie die Essenz der Blüten. Wir sind, wie mit dem Zitat von Deepak Chopra schon erwähnt, nicht körperliche Wesen, die eine Seele haben, sondern Seelen, die einen Körper haben. Unser Körper, der dank der perfekten Zusammenarbeit unzähliger Zellen existiert, ist das Austauschzentrum zwischen Außenwelt und Innenwelt.

Jede Körperzelle, ob sie sich im Magen, im Herzen oder im Gehirn befindet, ist das Zentrum von Lebenskraft, sie ist beseelt, und das ist an ihrer Schwingung erkenntlich. Lebenskraft ist das reine Potenzial des Lebens. DNS ist das perfekte Beispiel für reines Potenzial als dessen materielle Verkörperung. Wenn wir die Seele erreichen wollen, müssen wir den Weg über den Körper nehmen und hier den einzelnen Körperzellen Aufmerksamkeit widmen, denn es geht darum, die Essenz einer Blüte mit der Essenz der Seele zusammenzubringen. Der Weg zur Seele führt durch die einzelne Körperzelle in den körperlosen Bereich. Die einzelne Zelle ist zwar Materie, aber als diese nichts anderes als die Trägersubstanz der Seele, könnte man sagen.

Auf der materiellen Ebene bestehen wir alle und nicht nur wir, sondern alles, was lebt, aus den gleichen wieder aufbereitbaren Elementen – hauptsächlich Kohlenstoff, Wasserstoff, Sauerstoff, Nitrogene und andere Spurenelemente. Man könnte diese Elemente für ein paar Euro in einem Chemielabor kaufen. Etwas bedient sich dieser Dinge, um ein großes Wunder entstehen zu lassen, das sich in einer gewaltigen Symphonie in Zeit und Raum auf diesem Planeten mitteilt.

Der Unterschied zwischen uns Menschen und einem Baum ist daher nicht der Kohlenstoff, der Wasserstoff oder der Sauerstoff. Der wahre Unterschied besteht vielmehr in der Energie und der Information. Alles, was ist, also alles, was lebt, ist auf eigene unverwechselbare Weise beseelt. Dies ist die innerste Essenz des Wesens von allem, das als Körper vorhanden ist. Man muss sich fragen, was das ist, das da lebt. In uns allen lebt. Unverwechselbar und doch gleich.

Deepak Chopra, amerikanisch-indischer Ayurveda-Arzt sagt, wir müssen mit der innersten Essenz unseres Wesens in Kontakt treten. Dieses Wesen liege jenseits unseres Ego. Es war schon oft die Rede von diesem Wesen. Manchmal wird es wahres Selbst genannt oder Höheres Selbst. Diese Begriffe wurden bereits so sehr strapaziert, dass man sich scheut, damit in Berührung zu kommen. Mir ist es mittlerweile lieber, den guten alten Begriff ‚Seele' zu benutzen, denn wir brauchen ein Bewusstsein für den Teil des menschlichen Seins, der über das Ego hinausgeht. Die Seele ist das, was mit dem Göttlichen verbunden ist. Das Göttliche ist das, was in der Ewigkeit existiert, also jenseits von Zeit und Raum. So haben wir jederzeit einen direkten Zugang zum Jenseits. Ich empfinde diese Verbindung so, dass das Göttliche zur Seele verdichtet und weiter zum Körper verdichtet, seine vielfältigen Ausdrücke in der Welt nimmt. Das ist so, als wäre das Göttliche das weiße Licht, das sich seinen Weg durch die Körper bahnt und sich auf diese Weise bricht und sich als einzelne Farben des gesamten Spektrums zeigt.

Wenn man eine Blüte, einen Regenbogen, einen Baum, einen Grashalm oder einen menschlichen Körper in ihre Grundbestandteile zerlegt, erhält man Energie und Information. Das gesamte Universum ist seiner grundlegenden Natur nach die Bewegung von Energie und Information. Der einzige Unterschied zwischen einem Menschen und einem Baum ist der Informations- und Energiegehalt des jeweiligen Körpers. Auch hier haben wir zwischen den sicht- und messbaren Erscheinungen auf der einen Seite und den feinstofflichen Energien auf der anderen Seite zu unterscheiden. Wir könnten beispielsweise den Roten Meier, dessen Blüte zu den Schlangenberg-Essenzen verarbeitet wird, zu einer wohlschmeckenden Beilage eines Mittagessens verarbeiten. Mit ein wenig Knoblauch und einem guten Olivenöl, dazu etwas Parmesan liefert er eine messbare und äußerst wohlschmeckende Energie, die wie kräftiger Spinat schmeckt. Seine Blüte aber erzählt uns etwas von seiner feinstofflichen Schwingung, die nicht wie die ganze gekochte Pflanze einen Beitrag zum Überleben unseres Körpers liefert, sondern durch ihre feine Schwingung unserer Seele etwas vom eigentlichen Wesen schenkt; jene Kraft, die mit unserem Körper und dem Göttlichen jenseits von Raum und Zeit zugleich verbunden ist.

Im großen Plan der Natur sind Menschen privilegierte Exemplare. Wir haben ein Nervensystem, das fähig ist, sich des Energie- und Informationsgehaltes jenes lokalisierten Feldes bewusst zu werden, in dem wir leben, also die Welt, die wir kennen und wahrnehmen. Dieses Nervensystem erlebt auch unser inneres Feld ganz bewusst. Wir erleben dieses innere Feld subjektiv als unsere Gedanken, Gefühle, Empfindungen, Wünsche, Erinnerungen, Instinkte, Triebe und Absichten. Dieses gleiche Feld wird objektiv als physischer Körper erlebt – und durch den physischen Körper erleben wir dieses Feld als die Welt. Aber eigentlich ist alles das gleiche Material.

Der menschliche Körper ist nicht vom Körper des Universums abgelöst, denn auf der Quantenmechanikebene gibt es keine fest umrissenen Grenzen. Dann sind wir Menschen eher wie ein Kräuseln, eine Welle, etwas Fluktuierendes, ein Wirbel, ein Strudel, eine örtliche Störung im größeren Quantenumfeld. Das größere Quantenfeld – das Universum – ist nur eine Ausweitung unseres Körpers. Unsere Seele, die den Körper beseelt, jedoch eine Verengung des Göttlichen.

Das menschliche Nervensystem ist in der Lage, sich der Informationen und der Energie seines eigenen Quantenfeldes bewusst zu werden. Und weil das menschliche Bewusstsein aufgrund dieses wunderbaren Nervensystems über unendliche Flexibilität verfügt, ist man auch fähig, bewusst Informationen bis hin zum feinstofflichen Bereich einzusetzen, um den Gedanken, Gefühlen, Instinkten und Trieben, den Absichten und Wahrnehmungen eine Veränderung zu ermöglichen, ja vielleicht sogar Transformationen – also grundlegende Veränderungen des gesamten Energiefeldes – zu erreichen.

Das ist – wenn wir allein nur auf unseren Körper schauen – eine gewaltige Sache, Veränderung oder sagen wir lieber Weiterentwicklung der Seele zu erreichen. Das Tor zur Seele, die Körperzelle ist Teil eines unfassbaren Systems. Eine einzige Zelle im menschlichen Körper vollzieht in einer einzigen Sekunde etwa sechs Trillionen verschiedene Aktionen, und sie muss genau wissen, was alle anderen Zellen in genau diesem Moment tun. Der menschliche Körper kann Musik hören, Bakterien ausschalten, Hunger empfinden, über Geldprobleme nachdenken, ein Baby heranreifen lassen, ein Gedicht aufsagen und die Bewegung der Sterne – alles zur gleichen Zeit, weil das Feld der unendlichen Korrelation Bestandteil seines Informationsfeldes ist. So ist ein einzelner Körper bereits eine Art Resonanzboden für ein kompliziertes, aber wunderschönes symphonisches Werk, das mit allen anderen Körpern zusammen schwingt.

Da kann man sich natürlich fragen, was denn da eine einzelne Blütenessenz ausrichten kann. Da sich der Informationsaustausch im immateriellen Bereich abspielt, ist es keine Frage von Menge, Größe oder Gewicht, um Intensität zu erreichen. Sondern eher wie der erste Schritt einer Reise, die dann zehntausende Kilometer weit geht. Essenzen öffnen Energiefelder.

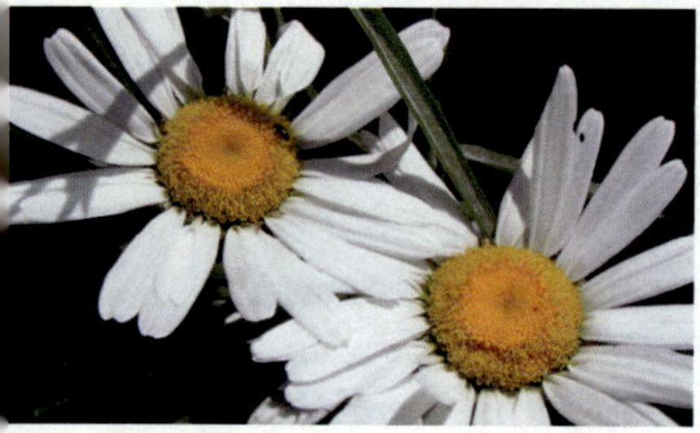

Energiefelder

»Nicht das Ereignis widerfährt dem Menschen, sondern der Mensch dem Ereignis« *Dane Rudhyar*

Ich halte Menschen, die der Ansicht sind, dass Kausalität etwas Eindeutiges ist, für naive Träumer. Wir können nicht sicher sein, dass wir auch nur das Geringste über den wahren Anfang und das wahre Ende einer Ereigniskette wissen. Wir wissen gar nichts über Ursache und Wirkung. Wenn ich beispielsweise vorhabe, einen Kuchen zu backen, ist es doch die Frage, ob meine Absicht das Verhalten von Bauern, die Weizen anbauen, beeinflusst oder gar die Börsenmakler und die Weizenpreise, ebenso wie Ameisen und Mäuse als Mitbenutzer meiner Vorratskammer.

Wer bin ich in dieser langen Ereigniskette mit meinem Wunsch, meinen Gästen einen Kuchen vorzusetzen? Ruft ein Bauer in Neuseeland mit seiner Absicht, Weizen anzubauen meine Absicht, im guten alten Österreich Kuchen zu backen hervor? Sind diese beiden Dinge gar nicht Teil einer gemeinsamen Ereigniskette, sondern existieren voneinander unabhängig? Wäre es also möglich, dass ich auch dann Kuchen backen wollte, wenn auf der ganzen Welt kein Mensch Weizen anbaut? Eine Maus – geht man einmal davon aus, dass sie fähig ist, ihre Intention zu hinterfragen – könnte der Auffassung sein, dass ihre Intention für das Zustandekommen der gesamten Ereigniskette, angefangen bei den Aktivitäten des Getreidegroßhändlers und den Wetterbedingungen bis hin zu meiner Entscheidung, Kuchen zu backen, verantwortlich sei. Wissen meine Katzen eigentlich, dass sie Nutznießerinnen einer Ereigniskette von globalen Ausmaßen sind, wenn sie vor meiner Vorratskammer Stellung beziehen, um sich so eine freche Maus zu fangen? Genauso richtig könnten auch die Bakterien annehmen, dass ihre Absicht die Aktivitäten des gesamten Universums orchestrieren.

Ich bin unendlich dankbar, dass es die Quantenphysik gibt. Ich habe das Spiel mit den Dominosteinen noch nie gemocht, weil es im wirklichen Leben unmöglich ist, herauszufinden, wer oder was mit einer Ereigniskette beginnt und womit und wann und wo sie aufhört. Kausalität ist für mich eine Sache der subjektiven Interpretation. Man kann es so sehen, dass wir Medikamente gegen Wechselbeschwerden haben, weil es Wechselbeschwerden gibt. Aber interessanterweise gibt es Kulturen, in denen Frauen nicht unter Hitzewallungen und anderen Beschwerden leiden, wenn die Zeit für die Menopause gekommen ist, wie beispielsweise in Japan. Vielleicht entwickeln die Japanerinnen ja das schweißtreibende Symptom, wenn man entsprechende Hormonpräparate auf den japanischen Markt wirft? Das ist gar nicht so unwahrscheinlich wie unser auf Kausalität konditioniertes Bewusstsein für möglich hält. Unsere Pharmaindustrie arbeitet längst auf dem Gebiet, auf dem für entwickelte Medikamente die entsprechenden Krankheiten erfunden werden. Diese unterliegen überdies den Zeitströmungen einer Gesellschaft.

Ein Weltbild, in dem die Energien von allem, was ist, alles und alle, die sind, durchdringen, gegenseitig und vielfach – das erscheint mir hilfreicher, um zu verstehen, was Leben ist. Dass diese Durchdringungen immer wieder Neues hervorbringen, das stets mehr ist als die Summe aller Energiefelder, ist eigentlich für jeden nachzuvollziehen, denn diese Erfahrungen macht jeder täglich. Schüler werden vom Energiefeld Schule und in diesem vom persönlichen Energiefeld ihrer Lehrer durchdrungen. Liebespartner verändern sich gegenseitig durch ihr Beisammensein. Wenn die Liebesgeschichte eines Tages beendet ist, hat jede der beiden beteiligten Parteien etwas vom Denken, Fühlen und Verhalten der anderen angenommen.

Diese Durchdringungen sind ganz natürlich, jedoch nicht mit den Sinnen, die uns zur Verfügung stehen, wahrnehmbar. Unsere Sinne lassen uns die Welt auf eine Weise wahrnehmen, dass wir glauben könnten, sie wäre fest und alle Erscheinungen voneinander getrennt. Dreidimensional leben wir und werden so durch den unaufhaltsamen Strom der Zeit geschickt, was wir als lang dauernde Ereigniskettten wahrnehmen. Am Ende ist der Tod die Wirkung der Ursache Geburt. Ich verkneife mir den Hinweis, dass die Geburt auch nur ein kippender Dominostein im Sturz der Ereignisse ist und damit weit entfernt davon, die Ursache von auch nur Irgendetwas zu sein. Zumindest aber ist die Zeit nach der eigenen Geburt Anlass für eine Endlos-Angst, nämlich die vor dem Unbekannten, ob wir es nun Zukunft, Krankheit, Alter oder Tod nennen wollen. Die vergangenen zehn Jahre habe ich damit zugebracht, mir und meinen Leserinnen zu beweisen, dass es für diese Angst nicht die geringste Ursache gibt. Ich betätigte mich als echte Wahrsagerin und zeigte, dass wir nur in die entsprechende Entfernung, d. h. Höhe zu gehen haben, um zu erkennen, dass Zeit eine Illusion ist und die Unkenntnis über die Zukunft nur dann ein Problem, wenn wir allzu nah am Geschehen kleben. Wenn ich mich nur weit genug von der Erde entfernen würde, gibt es einen Punkt, von dem aus alles zwischen Anfang und Ende eines Lebens gleichzeitig zu erkennen ist wie ein Bild.

Fazit dieser Sichtweise ist, dass jede Angst vor der Zukunft unnötig ist. Alles, was wir tun müssen, ist, das eigene Schicksal zu erfüllen; in aller Ruhe das Bild unseres Lebens auszufüllen, denn von einer höheren Warte aus gesehen, existiert die Person, die ich in zehn Jahren sein werde, bereits.

An diesem Punkt der Überlegungen angekommen, regt sich bei vielen meiner Gesprächspartnerinnen, besonders aber der Gesprächspartner ein gewisser Unmut. Es scheint, dass uns die Aussicht darauf, nichts Eigenes zum Verlauf des Lebens beisteuern zu können, ganz und gar nicht behagt. Wenn wir uns in unserer dreidimensionalen Wirklichkeit umschauen, so haben wir ja in der Tat nicht wirklich viele Optionen; jedenfalls nicht annähernd so viele, wie sie sich ein Kontrollfetischist vielleicht wünscht. Was kann man schon beispielsweise an sozialer Herkunft, historischem Zeitpunkt und geographischem Aufenthalt bei der Geburt, kulturellem Hintergrund und so weiter wirklich ändern? Die materielle Welt, jene, welche die Naturwissenschaft als die einzig existierende Wirklichkeit bezeichnet, ist überdies sozusagen ein extrem langsames Medium. Wenn wir in ihr Veränderung bewirken wollen, brauchen wir viel, viel Zeit und darum viel, viel Geduld.

Manchmal mehr Zeit, als einem einzelnen Leben zur Verfügung steht. Was in dem Satz ‚die Kinder sollen es einmal besser haben als wir' zusammengefasst werden kann. Ein Satz, der uns dazu gebracht hat, in den Jahrzehnten nach dem Zweiten Weltkrieg eine Welt aufzubauen, die jeder Generation bessere Lebensbedingungen bot als der vorhergehenden.

Wenn wir uns jedoch aus den geistigen Höhen, die uns einen Überblick über das große Ganze erlauben, herunter begeben und uns dennoch nicht in den Niederungen des realen Lebens mit all seinen Problemen und Schwierigkeiten verstricken wollen, weil dies in die geistige Enge führt, sondern weitergehen, in die Tiefe, dann kommen wir über die Quantenphysik dorthin, wo die aus Feststoffen bestehende dreidimensionale Welt ungefähr soviel über die Wirklichkeit aussagt wie Fingernägel, Haare und Hornhaut über einen Menschen. In der Welt von Energie und Information sind wir alles kleine Verwirbelungen, mehr nicht. Die Grenze zwischen dem Ich und allem Übrigen in der Welt ist gar nicht vorhanden. Plötzlich wissen wir, dass die Festigkeit alles Körperlichen, Materiellen nur als fest von uns empfunden wird, weil sich alles aus Atomen zusammensetzt und die wahrgenommene Festigkeit eine Empfindung ist, die aufeinander prallende Atome in uns auslösen. Atome bestehen aus einem winzig kleinen Kern, der sich in der Mitte einer ganz und gar nicht festen Elektronenwolke befindet. Dass alles, auch wir selbst ein wirbelnder Haufen von Elektronenwolken sind, die sich auch noch bei jeder Berührung miteinander an den Grenzen verwirbeln, können unsere Sinne nicht wahrnehmen. Aber es ist eine Tatsache: Kleine Bereiche verschmelzen miteinander und lösen sich voneinander ab, wenn beispielsweise zwei Hände sich berühren.

Hier nun beginnt die Magie der Energiefelder, die darin besteht, eine interessante Menge an Handlungsoptionen zu entdecken und unsere Auswahl zu treffen, um unseren persönlichen Beitrag zu diesem grandiosen Spiel des Universums beizutragen. Handlungsoptionen, die wir benötigen, denn das Ziel des Lebens ist, dafür zu sorgen, dass sich die Lebenskraft ausdrückt. Die Lebenskraft drückt sich dadurch aus, dass sich das Potenzial eines jeden Menschen entfaltet. In dem Begriff ‚entfalten' ist das Evolutionäre dieses Umstands enthalten. Im Grunde sind wir so etwas wie eine sich selbst vollendende Schöpfung. Dies geht nicht ohne Konflikte, nicht ohne Reibungen und vor allem nicht ohne Fehler und Irrtümer ab. Nicht im einzelnen Leben und schon gar nicht im großen Weltenspiel, denn es sind unvorstellbar viele Verwirbelungen unterwegs auf dem Wege zu ihrem Potenzial. Die Schwierigkeiten und Probleme, die wir dabei zu bewältigen haben, sind – so könnte man es ausdrücken – keineswegs Behinderungen, sondern Anregungen zur Weiterentwicklung; vielleicht sogar eine Art Evolutionsbeschleuniger.

Unsere aktive Teilnahme am großen Weltenspiel besteht darin, neue und immer wieder neue Energiefelder zu öffnen, durch die immer weitere Entwicklung möglich wird. Wir tun dies, indem wir miteinander kommunizieren und indem wir Taten setzen. Was auch immer es ist, am Anfang jedes neuen Energiefeldes steht eine Intention. Wobei so manche Intention einen Wunsch zu einem frommen macht. Was heißen soll, dass unsere unbewussten Intentionen die eigentlichen sind, während unsere bewussten Wünsche häufig ziemlich stark jenseits der uns vom Schicksal zugedachten Optionen liegen kann. Weshalb ich meine, dass es sinnvoller ist, sich stets die Essenz dessen zu wünschen, was man erreichen oder haben möchte.

In jeder Blüte ist das Wesen der Pflanze zum Zeitpunkt ihrer größten Schönheit enthalten. In der Blütenessenz ist das Wesen der Pflanze quasi ins Wasser geschrieben. Das Wasser, das diese Schwingung aufnimmt, gibt sie an uns weiter, wenn wir es zu uns nehmen. Wenn ich hier also von Wirksamkeit spreche, so darf man sich das nicht so vorstellen, wie allopathische Mittel wirken. Allopathie beruht auf Kausalität. Kausalität lässt sich beweisen. Wenn wir uns in dieser Wirklichkeit bewegen, die man auch die wissenschaftliche Wirklichkeit nennen kann, haben wir es mit Logik und Folgerichtigkeit zu tun wie in der Mathematik

Die Sprache der Blüten ist jedoch eine andere. Wenn wir sie verstehen wollen, müssen wir etwas von Energiefeldern verstehen. Auch hier existiert Logik. Die Voraussetzungen liegen jenseits unseres konditionierten Bewusstseins. Grundvoraussetzung ist die Annahme, dass wir in allem, dem wir außerhalb unseres Ich begegnen, einer Variante dessen begegnen, das auch uns selbst beseelt. Dass Ich und Du voneinander getrennte Entitäten sind, ist nur bedingt wahr. Und die Möglichkeiten, etwas zu verändern, so zu verändern, dass sich das eigene Leben sinnvoll weiterentwickelt, liegen dort, wo wir alle miteinander verbunden sind.

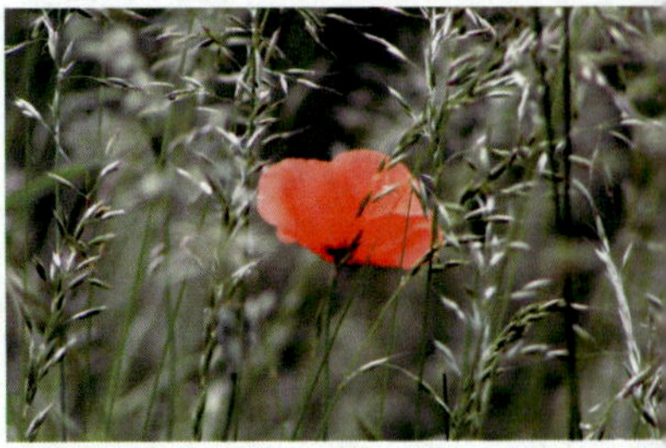

Teil III

Lebensthemen und ihre Essenzen

»Zuerst werde ich zeigen, dass ich nichts erdulde, weshalb ich selbst unglücklich genannt werden könnte, geschweige, wodurch ich auch diejenigen unglücklich machen sollte, mit denen ich verbunden bin.«

Seneca, Vom glückseligen Leben

Bewusst gewordene Lebensthemen zwingen zur Seelenarbeit, das heißt zur inneren Auseinandersetzung mit ihnen. Die bedingungslose Annahme der eigenen Lebensthemen ist ein großer Schritt in eine persönliche Befreiung. So können Traumata leicht entschärft werden und müssen uns nicht lebenslang als Beschädigung niederdrücken. Diese Lebensthemen entspringen den sechs Entwicklungs- beziehungsweise Bewusstseinsstufen eines menschlichen Lebens.

Das folgende Gesamtverzeichnis aller derzeit erhältlichen Schlangenberg-Essenzen geben jeweils helfende Impulse:

Die Erde

Lebensthemen, die sich aus einer grundsätzlichen Lebensangst ergeben:

Ackerwinde – Die Blüte der zweiten Chance

- Versagensangst
- Zwang, sich Sorgen zu machen
- Geiz
- Abhängigkeit/Suchtverhalten
- Unfähigkeit loszulassen
- Schüchternheit
- Vermeidungsverhalten bei Herausforderungen

Borretsch – Die Blüte des fraglosen Daseins

- Probleme, den eigenen Raum einzunehmen
- Angst vor Sichtbarkeit
- Starke emotionale Belastung
- Verzagtheit
- Kleinmütigkeit
- Antriebslosigkeit
- Versorgungsängste

Brombeere – Die Koordinationsblüte

- Unkonzentriertheit
- Vergesslichkeit
- Gedankliches Durcheinander
- Fixiert auf Probleme, jedoch nicht auf Lösungen
- Schwierigkeiten, Gedanken in die Tat umzusetzen

Clematis – Die Realitätsblüte

- Schwierigkeiten, sich mit Tatsachen abzufinden

- Schwierigkeiten, Vergangenes abzuschließen
- Unfähigkeit, zwischen Traum und Wirklichkeit zu unterscheiden
- Geistige Abwesenheit

Gänseblümchen – Die Blüte für den Überblick
- Verständnisblockaden
- Gedankliches Durcheinander
- Sieht den Wald vor lauter Bäumen nicht
- Kann keine Prioritäten erkennen
- Konfusionen
- Mangel an Systematik

Hahnenfuss – Die Blüte des Selbstwertgefühls
- Selbstunterschätzung
- Schwierigkeiten, Wertschätzungen anzunehmen
- Unterlegenheitsgefühle
- Neigung, die Verantwortung für das eigene Leben an andere abzugeben

Holunder – Die Blüte der Einsicht
- Zwanghaftes Rebellentum
- Gefühle von Zerrissenheit
- Loyalitätsprobleme
- Integrationsprobleme
- Schwarz-Weiß-Denken

Kürbis – Die Blüte der Körperlichkeit
- Übergewicht
- Empfindet sich als zu leicht
- Angst, den Halt zu verlieren
- Wenig Freude am irdischen Dasein

- Glaube, keine Daseinsberechtigung zu haben
- Fühlt sich zurückgesetzt und zurückgewiesen
- Nicht im Gleichgewicht
- Eigener Körper als Hindernis
- Angst ›wegzufliegen‹
- Fühlt sich verkannt

Mais – Die Stabilitätsblüte

- Angst zu verhungern
- Kein Vertrauen in die Zukunft
- Übertriebene Vorratshaltung
- Gefühl, keinen Boden unter den Füßen zu haben
- Engherzigkeit

Veilchen – Die Blüte des Vertrauens

- Schüchternheit
- Angst davor, bemerkt zu werden
- Empfindet Zurückhaltung als Tugend
- Wenig Vertrauen in Mitmenschen
- Neigung zu Panik
- Fühlt sich in Gruppen einsam
- Neigung, sich von der Welt zurückzuziehen

Wilde Margerite – Die Blüte des Lernens

- Perspektivlosigkeit
- Vergesslichkeit
- Neigung, sich von Nebensächlichkeiten ablenken zu lassen
- Probleme, sich auf Notwendigkeiten einzulassen
- Abneigung gegen Fleiß
- Keinen Zugang zur eigenen Intuition

Das Wilde

Lebensthemen, die sich aus der Hemmung der menschlichen Grundvitalität ergeben:

Frauenmantel – Die Geburtsblüte

- Reale Geburtssituationen mit Beginn der ersten Wehe
- Geburtssituationen von Projekten, Unternehmungen und anderen geistigen Kindern
- Angst vor Ausweglosigkeit
- Angst vor Verantwortung
- Furcht vor Veränderung
- Unfähigkeit loszulassen
- Verkrampfung
- Hysterie

Kirsche – Die Blüte der Fröhlichkeit

- Navigationsbedarf bei Verliebtheit
- Resignation
- Langeweile
- Traurigkeit
- Gefühlsblockaden
- Mangel an Begeisterungsfähigkeit
- Hoffnungslosigkeit
- Überbetonung von Vernunft
- Übertriebene Ernsthaftigkeit

Rittersporn – Die Blüte der Ritterlichkeit

- Übertriebene Rücksichtnahme
- Erfahrungen mit Demütigungen
- Verletzte Ehre
- Zwang zur Entrüstung

• Querulantentum
• Nicht gelebte Liebe
• Aggressionsprobleme
• Loyalitätskonflikte
• Bindungsangst
• Übertriebene Bindung an Personen, Projekte und Versprechen

Roter Meier – Die Blüte für den Genuss
• Unfähigkeit zum Genuss der Gegenwart
• Schwierigkeiten zu nehmen
• Mangelndes Bewusstsein für die eigenen Talente
• Ausgeprägtes Mangelbewusstsein
• Furcht vor Fülle
• Angst vor Verlust
• Lebt zu sehr in der Vergangenheit

Schöllkraut – Die Blüte des eigenen Raumes
• Mangel an Durchsetzungskraft
• Angst vor der eigenen Präsenz
• Übertriebene Anpassungsleistungen
• Kann nicht Nein sagen
• Bemüht, immer alles richtig zu machen
• Angst vor Konflikten
• Ein Leben in der zweiten Reihe

Sonnenblume – Die Blüte für Wachstum und Fülle
• Übertriebene Bescheidenheit
• Angst vor einem Leben im Mittelpunkt
• Angst vor Sichtbarkeit
• Angst vor Erfolg

- Als Bequemlichkeit getarnte Zurückhaltung
- Wenig Lebenskraft
- Kein Lebensmut
- Übertriebener Ehrgeiz

Thymian – Die Blüte des Mutes
- Mangel an Mut und Zivilcourage
- Mangel an Vertrauen ins Leben
- Angst vor Fehlern
- Angst vor Zurückweisung
- Angst vor Schmerz
- Übertriebenes Bedürfnis nach Ruhe
- Passivität

Wilde Erdbeere – Die Blüte der eigenen Würde
- Kein Gefühl für die eigene Würde
- Empfindungen, anderen Menschen oder Situationen ausgeliefert zu sein
- Erfahrungen, erniedrigt worden zu sein
- Erfahrungen, gedemütigt worden zu sein
- Gefühle von Schwäche und Ohnmacht

Wilde Möhre – Die Blüte der Macht
- Schuldgefühle
- Verweigerung der Eigenmacht
- Unfähig, Entscheidungen zu treffen
- Kein Gefühl für die eigene Grenze
- Abgespaltene und verdrängte Aggressionen
- Traumatische Belastungsstörungen
- Erfahrungen als Mobbingopfer

Das Gezähmte

LEBENSTHEMEN, DIE SICH AUS DER ANPASSUNG AN GESELLSCHAFTLICHEN GEMEINSINN ERGEBEN:

Ackerwitwenblume – Die Blüte des inneren Richtungssinns

- Unsicherheit über eigene Bedürfnisse
- Übertriebene Bereitschaft, eigene Wünsche zurückzustellen
- Ziellosigkeit
- Perspektivlosigkeit
- Orientierungslosigkeit
- Erfahrungen als Mobbingopfer
- Mangel an Selbstwertgefühl
- Übertriebene Bereitschaft, sich unterzuordnen

Brennnessel – Die Familienblüte

- Scheidung und Trennung
- Erfahrungen als Scheidungskind
- Geschwisterrivalitäten
- Konflikt und Streit in Gemeinschaften
- Fehlende Selbstbehauptung in der Familie, in Gruppen und Gemeinschaften
- Bindungsunfähigkeit
- Verschlossenes Herz
- Angst vor seelischer Verletzung
- Egoismus, Egozentrik, Egomanie

Buschwindröschen – Die Blüte des Neubeginns

- Kummer und Verdruss aus weit zurückreichenden Ereignissen

- Gefangen in alten Verhaltensmustern
- Festhalten an der Vergangenheit
- Leben in der Vergangenheit
- Mangel an Vertrauen in die Zukunft
- Übertriebene Unheilserwartung
- Handlungsblockaden
- Angst vor Erfolg
- Begleitung in der Endphase von Trennungs- und Scheidungssituationen

Huflattich – Die Blüte der Durchsetzungskraft

- Mangel an Durchsetzungskraft
- Depressionen
- Angst vor Herausforderungen
- Angst vor Zurückweisung
- Angst vor Liebesentzug
- Angst vor Unbedachtheit
- Begleitung bei der Bewältigung großer Aufgaben
- Begleitung in Trennungs- und Scheidungsprozessen
- Mangel an Wagemut

Feuerlilie – Die Schaffensblüte

- Begleitung bei großen Aufgaben
- Handlungsblockaden
- Angst Entscheidungen zu treffen
- Kraftlosigkeit
- Geistige und seelische Müdigkeit
- Freudlosigkeit
- Unruhe/Rastlosigkeit
- Überforderung

Ringelblume – Die Blüte der Kommunikation
- Überhören von Zwischentönen
- Kann sich schlecht ausdrücken
- Kann nicht zuhören
- Gehörtes bleibt an der Oberfläche
- Verliert den roten Faden beim Zuhören
- Begleitung bei der Pflege von Kontakten
- Begleitung bei Netzwerkarbeit

Schlüsselblume – Die Blüte des eigenen Potenzials
- Selbstzweifel
- Erwartungsangst
- Minderwertigkeitsgefühle
- Unfähigkeit, die eigenen Talente zu erkennen
- Pessimismus
- Begleitung bei der Bewältigung von großen Aufgaben
- Begleitung bei der Suche nach Lebensperspektiven

Das Kultivierte

LEBENSTHEMEN, DIE SICH AUS DER NOTWENDIGKEIT EIN KULTURWESEN ZU WERDEN, ERGEBEN:

Distel – Die Blüte der Reinigung
- Begleitung zu Beginn und Ende eines Projektes, einer Unternehmung
- Begleitung bei allen Klärungsprozessen
- Begleitung in allen Phasen der Behandlung mit giftigen oder den Organismus belastenden Medikamenten
- Mangel an Stärke
- Mangel an Klarheit

- Familienstreit
- Nach einem Todesfall
- Ende einer Trauer
- Nach dem Abschied
- Handlungsblockaden

Ehrenpreis – Die Blüte der Wertschätzung
- Mangel an eigener Wertschätzung
- Unfähigkeit andere wertzuschätzen
- Unklarheit in emotionalen Situationen
- Keine Verbindung zum eigenen Gefühlsleben
- Kann die Emotionen anderer nicht wahrnehmen
- Neigt zur Fremdbestimmung
- Aggressionshemmungen
- Übertriebene Aggressivität

Gartenrose – Die Blüte der Zartheit
- Mangel an erfahrener Zärtlichkeit
- Mangel an körperlicher Berührung
- Glaube, dass Weichheit Schwäche ist
- Angst vor körperlichen Berührungen
- Nicht gelebte Sexualität
- Bedürfnis nach Geborgenheit
- Mangel an Geborgenheit

Goldrute – Die Blüte für wahre Größe
- Übersteigertes Ego
- Sucht nach Aufmerksamkeit
- Seelischer Exhibitionismus
- Mangel an guten Manieren
- Aggressionshemmungen

- Bedürfnis, andere herabzusetzen
- Eifersucht
- Neid
- Familienstreit
- Überforderung

Klee – Die Blüte der Bemutterung
- Seelisches Waisenkind
- Ess-Störungen, die aus mangelnder Bemutterung resultieren
- Traurige Erstarrung
- Begleitung bei Verarbeitung von Verlusten
- Empfindungen, trotz ausreichendem Essen nicht ernährt zu sein
- Ess-Störung nach traumatischen Erlebnissen
- Hass auf Mütter
- Feindseligkeit der eigenen Mutter gegenüber
- Familienstreit
- Begleitung bei der Behandlung von Magersucht
- Begleitung bei der Behandlung von Bulimie
- Begleitung bei der Bekämpfung von Mobbing in der Schule und in der Familie

Schafgarbe – Die Blüte des Schutzes
- Kein Empfinden für die eigene Weiblichkeit
- Begleitung bei der Verarbeitung von Gewalterfahrungen durch Vergewaltigung
- Begleitung bei der Verarbeitung von Erfahrungen psychischer Gewalt durch den Partner
- Begleitung bei der Verarbeitung von sexueller Gewalt und Missbrauch

- Begleitung bei Erfahrungen von psychischer Manipulation
- Erste Hilfe bei Mobbing in der Schule, in der Familie und am Arbeitsplatz
- Eigenes frauenfeindliches Verhalten bis hin zum Hass auf Frauen
- Bei Verletzungen durch frauenfeindliches Verhalten
- Schutz von Kindern vor mütterlicher Übergriffigkeit

Vogelmiere – Die Blüte der Barmherzigkeit
- Mangel an Einfühlsamkeit
- Unfähigkeit zur Spontaneität
- Kommunikationsprobleme
- Angst vor Nähe
- Angst vor Hingabe
- Begleitung bei der Auflösung von Gefühlsverhärtungen
- Nicht geben können

Wegwarte – Die Blüte der bedingungslosen Liebe
- Opfer von Instrumentalisierung
- Begleitung bei der Verarbeitung von sexuellem Missbrauch
- Mangel an Vertrauen in andere Menschen
- Begleitung bei der Behandlung von traumatischen Belastungsstörungen
- Zwang zur Instrumentalisierung anderer Menschen
- Auflösung von manipulativem Verhalten
- Unfähigkeit zu Dankbarkeit
- Unfähigkeit zu Demut

Zyklame – Die Blüte der Schönheit
- Angst vor Einsamkeit
- Mangelndes Selbstwertgefühl
- Oberflächlichkeit
- Begleitung der Behandlung von traumatischen Belastungsstörungen
- Neigung zur Selbstvernachlässigung
- Freudlosigkeit

Die Kunst

LEBENSTHEMEN, DIE SICH AUS DER NOTWENDIGKEIT ZUR TRANSZENDENZ ERGEBEN:

Lavendel – Die Blüte der Überraschung
- Neigung zu Dogmatismus
- Neigung zu Vorurteilen
- Begleitung bei kreativen Schaffensprozessen
- Mangelndes Interesse an geistigen Prozessen
- Kleinmut

Lungenkraut – Der Joker
- Zustand großer Verlassenheit
- Befürchtungen, dem Leben nicht gewachsen zu sein
- Empfindungen von Ausweglosigkeit
- Angst vor dem Tod
- Aschenbrödel-Verhalten
- Oberflächlichkeit
- Angst vor dem Leben

Wermut – Die Blüte der Authentizität

- Verzerrtes Bild von sich selbst und anderen
- Egoismus, Egozentrik und Egomanie
- Neigung sich vom schönen Schein täuschen zu lassen
- Übertriebene Anpassungsleistungen
- Familienstreit

Der Himmel

Lebensthemen, die sich aus der Notwendigkeit zur Religio – zur Anbindung an etwas Grösseres als das eigene kleine Leben ergeben:

Dost – Die Blüte der Leere

- Dogmatismus
- Überfrachtung mit Glaubenssystemen
- Zwanghafte Suche nach dem richtigen Weg
- Schubladendenken
- Bedürfnis, der Retter der Welt zu sein
- Begleitung bei Meditation

Esskastanie – Die Blüte der Transformation

- Probleme mit der eigenen Männlichkeit
- Weiblicher Groll gegen Männer
- Männerfeindlichkeit
- Neigung zur Selbstaufgabe
- Verzweiflung nach Verlust eines Menschen durch Tod
- Begleitung bei allen existentiellen Veränderungsprozessen
- Begleitung bei der seelischen Behandlung lebensbedrohlicher Krankheiten
- Zu schwach zur Selbstrettung

Johanniskraut – Die Blüte des Trostes
• Hang zu Depressionen
• Begleitung bei Behandlung von Winterdepression
• Zukunftsangst
• Begleitung bei Beschwerden der Wechseljahre für beide Geschlechter
• Mangelnde Selbstsicherheit
• Verdeckter und verleugneter Seelenschmerz

Krokus – Die Blüte der Anderswelt
• Begleitung bei Meditation
• Begleitung bei Trance-Arbeit
• Mangel an Phantasie
• Angst vor dem Tod
• Angst vor Gespenstern, Geistern und unerklärlichen Erscheinungen
• Nur auf die reale Welt fokussiert
• Trauerfall

Löwenzahn – Die Blüte des Loslassens
• Gefühlsblockaden
• Stress
• Körperliche Verspannungen durch seelische Anspannung
• Verbissenheit
• Aggressionen
• Mobbingerfahrungen
• Trauerfall
• Trennung/Scheidung

Milchstern – Die Trauma-Blüte
- Begleitung bei der Verarbeitung von Schockerlebnissen
- Bedürfnis nach Trost
- Gefühlsblockaden
- Seelische Vorbereitung und Nachbereitung von chirurgischen Eingriffen
- Trauerfall

Salbei – Die Blüte der Synthese
- Alte Erfahrungen bestimmen das Heute
- Alte Verhaltensmuster bestimmen das Handeln
- Übertrieben gefühlsbetontes Handeln
- Übertrieben verstandesbetontes Handeln
- Gefühl von Leere und Sinnlosigkeit
- Mangel an neuen Perspektiven
- Abwehr neuer Erkenntnisse
- Lernschwierigkeiten
- Handlungsblockaden

Odermennig – Die Blüte des inneren Friedens
- Glaube, sich keine Schwäche leisten zu können
- Angst vor Liebesentzug
- Große Anpassungsleistung
- Übertriebene Selbstlosigkeit
- Krankhaftes Sorgen
- Zwang zu Grübeleien
- Schwierigkeiten, sich unbefangen zu verhalten
- Schwierigkeiten über die eigenen Nöte zu sprechen
- Überkritischer Blick auf andere Menschen und ihr Verhalten
- Aufgesetzte Fröhlichkeit

Ysop – Die Blüte des inneren Heilers
- Begleitung bei allen psychotherapeutischen Heilungsprozessen
- Mangel an Selbstvertrauen
- Schwierigkeiten, sich an Ereignisse aus der Kindheit zu erinnern
- Seelische Verletzungen
- Verstrickung in alte Traumata

Zitronenmelisse – Die Blüte des Ausgleichs
- Instabiles Seelenleben
- Unausgeglichenheit
- Stilles Herzeleid
- Unruhe/Rastlosigkeit
- Gemütsschwankungen
- Zwanghafte Kritik anderer Menschen
- Neid
- Eifersucht
- Trauerfall

Zwetschge – Die Blüte der Entlastung
- Angst vor Arztbesuchen
- Zahnarztpanik
- Unzufriedenheit
- Unausgeglichenheit
- Überforderung
- Furcht, den Anforderungen des Lebens von vornherein nicht gewachsen zu sein

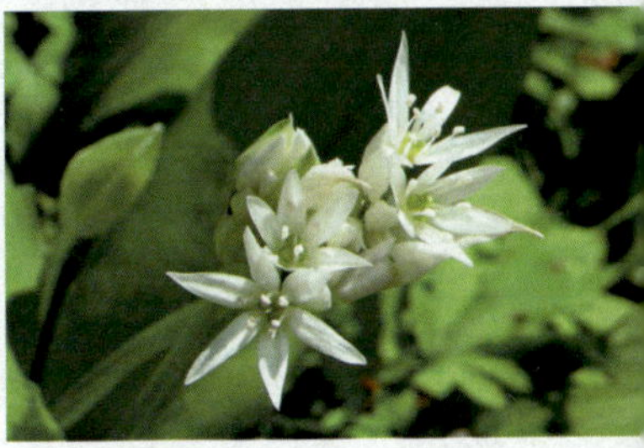

Teil VI

Illustriertes Gesamtverzeichnis der Schlangenberg® Essenzen

Die Schlangenberg-Essenzen sind eine Auswahl der Blüten von 50 Pflanzen, die auf dem Schlangenberg im Südosten der Steiermark im Freiland, das heißt, fern von jeder Ortschaft wachsen. Die meisten von ihnen sind Wildpflanzen, aber auch Kulturpflanzen sind dabei. Ich verdanke diese Pracht, die in der Tat nur eine Auswahl aus einer noch weitaus zahlreicheren Flora ist, dem Umstand, dass die Wiese seit mehr als 50 Jahren nicht gedüngt wurde. Düngung ist gut, um einen hohen Grasertrag zu erreichen, macht es den meisten Pflanzen jedoch unmöglich, sich zu entwickeln. Der ehemalige Gemüsegarten und jetzige Wildgarten wurde niemals mit Kunstdünger gedopt oder mit giftigen Substanzen gegen Insekten behandelt.

Die thematische Zuordnung liegt den Erfahrungen einer großen Zahl von Menschen zugrunde, die auf meinen Wunsch hin die Schlangenberg-Essenzen genommen haben, um mir ihre dabei erlebten Empfindungen mitzuteilen.

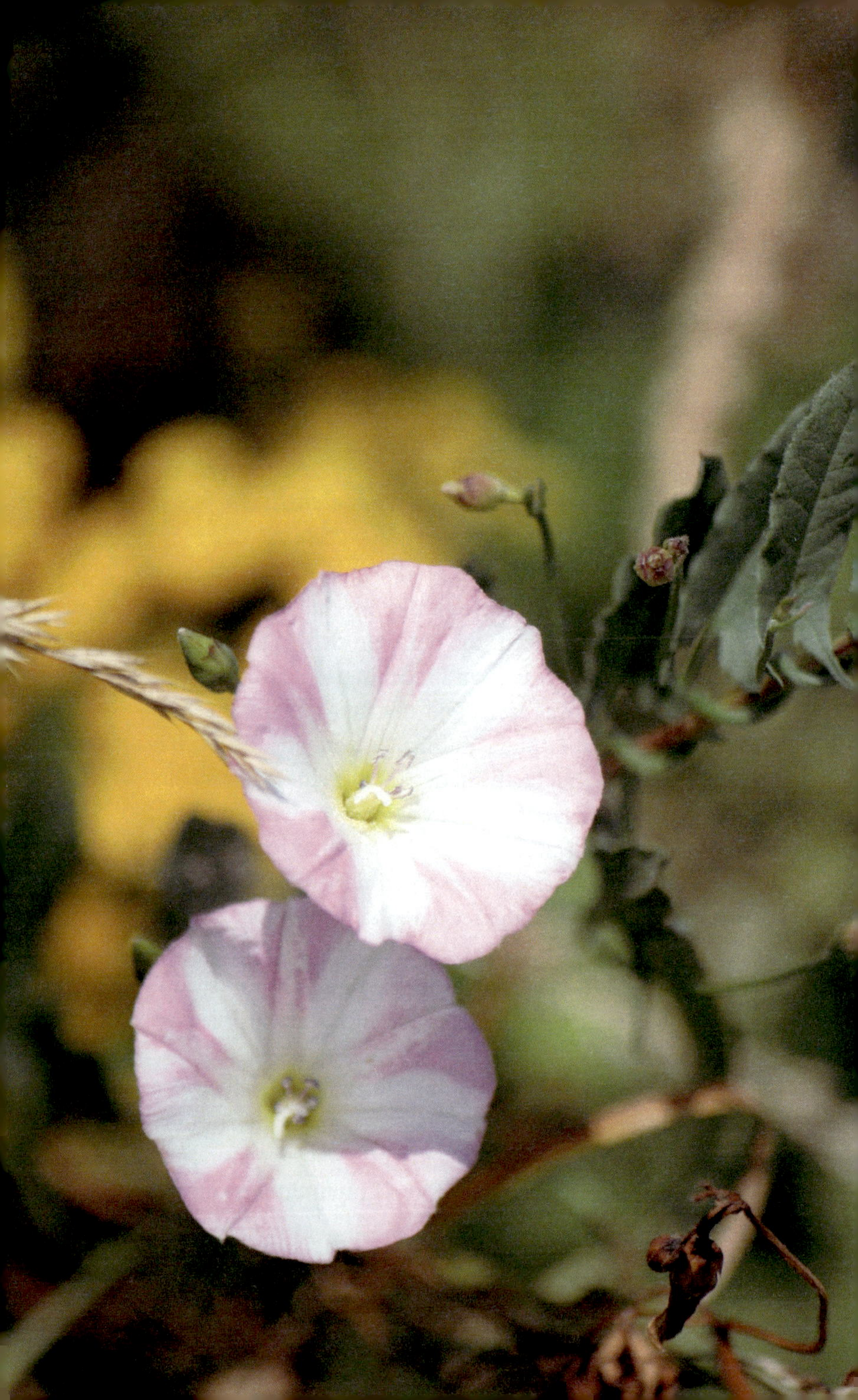

Ackerwinde *Convolvulus arvensis*

Die Blüte der zweiten Chance

Was Ihnen fehlt:
Ausgeglichenheit
Harmonie
Hoffnung
Zuversicht
Neue Herausforderungen
Veränderung
Sich aus destruktiven Situationen zu lösen

Die Essenz der Ackerwinde schenkt ein Gefühl, dass das Leben immer weitergeht. Es ist für alles gesorgt. Es gibt immer genug Essen und Trinken. Sie schafft ein Feld des Ausgleichs und der Harmonie. Die Blüte der Ackerwinde kann Mut, Zuversicht und Hoffnung ins Leben zurückbringen. Die Zuversicht, dass man aus eigener Kraft sein Elend bewältigen kann, ohne zu verzagen.

Die Ackerwinde unterstützt dabei den Prozess, sich aus destruktiven Situationen zu lösen, nachdem man den Umstand erkannt hat.

Diese Essenz lässt in Gedanken die Möglichkeit zu, dass es einen Neubeginn geben kann. Sie gibt die Kraft, diesen Veränderungsprozess zu beginnen, zu durchleben und erfolgreich zu Ende zu führen.

Ackerwinde ist die Blüte für einen Neubeginn und die Freiheit der eigenen Entscheidungen.

Ackerwinde eröffnet den Weg der zweiten Chance.

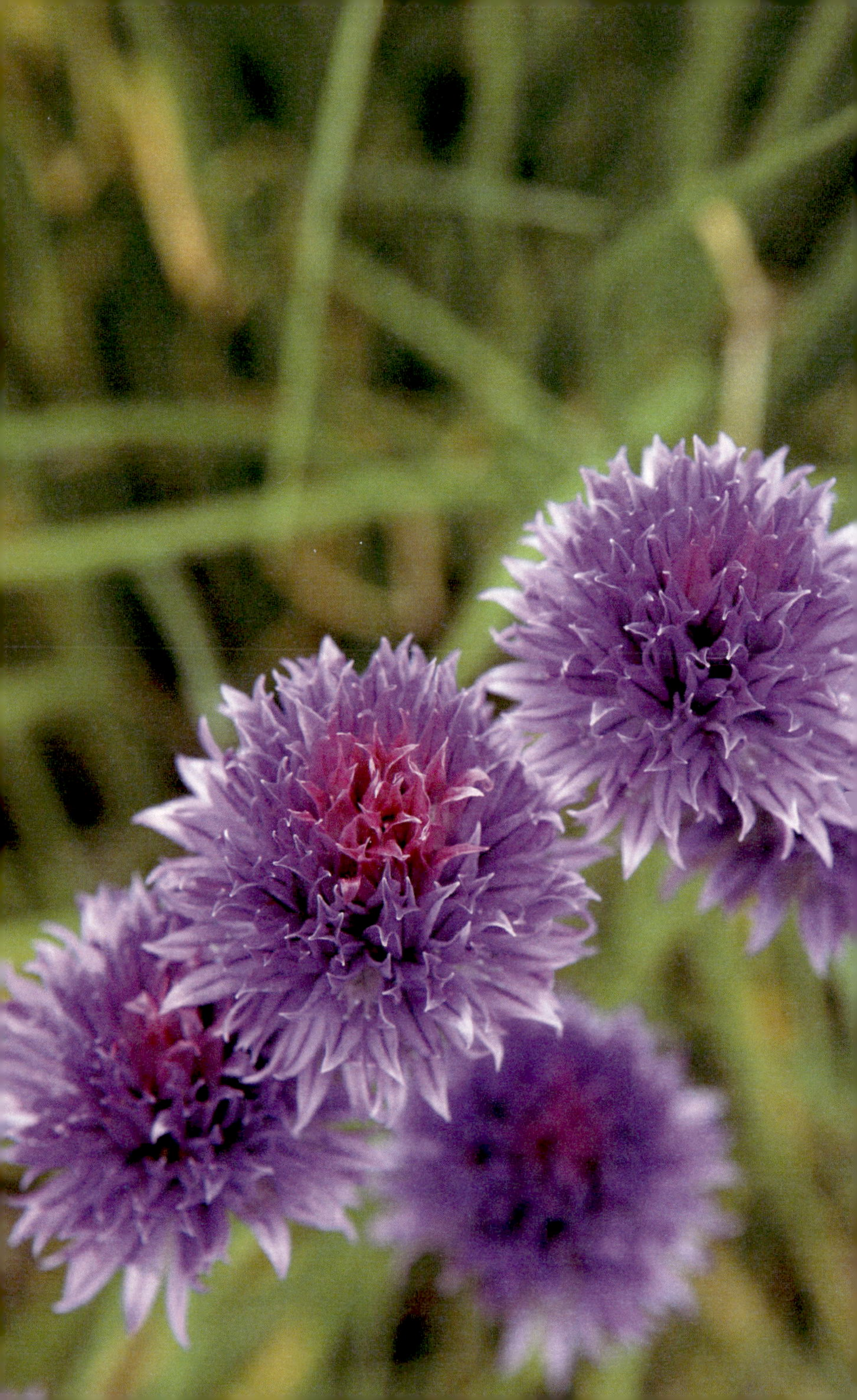

Ackerwitwenblume *Knautia arvensis*

DIE BLÜTE DES INNEREN RICHTUNGSSINNS

Was Ihnen fehlt:
Ihre Interessen benennen zu können
Zu wissen, was Sie wirklich wollen
Richtung und Ziel

Die Essenz der Ackerwitwenblume gibt den eigenen inneren Richtungssinn zurück.

Sie schenkt ein neues Gespür für die eigenen Wünsche und Bedürfnisse. Die Fragen ›Was möchte ich?‹, ›Was ist für mich wichtig?‹ können jetzt leichter und klarer beantwortet werden.

Mit der Blüte der Ackerwitwenblume entwickelt sich auch eine intuitive Wahrnehmung der eigenen Wünsche und Ziele. Man bekommt ein Gespür für die eigene Richtung und ist nicht mehr ausschließlich auf den Verstand angewiesen.

In Zeiten der Zielsuche und Orientierungslosigkeit lenkt die Blüte den Blick auf neue Wege und Möglichkeiten.

ACKERWITWENBLUME LÄSST WISSEN, WAS UND WOHIN MAN WILL.

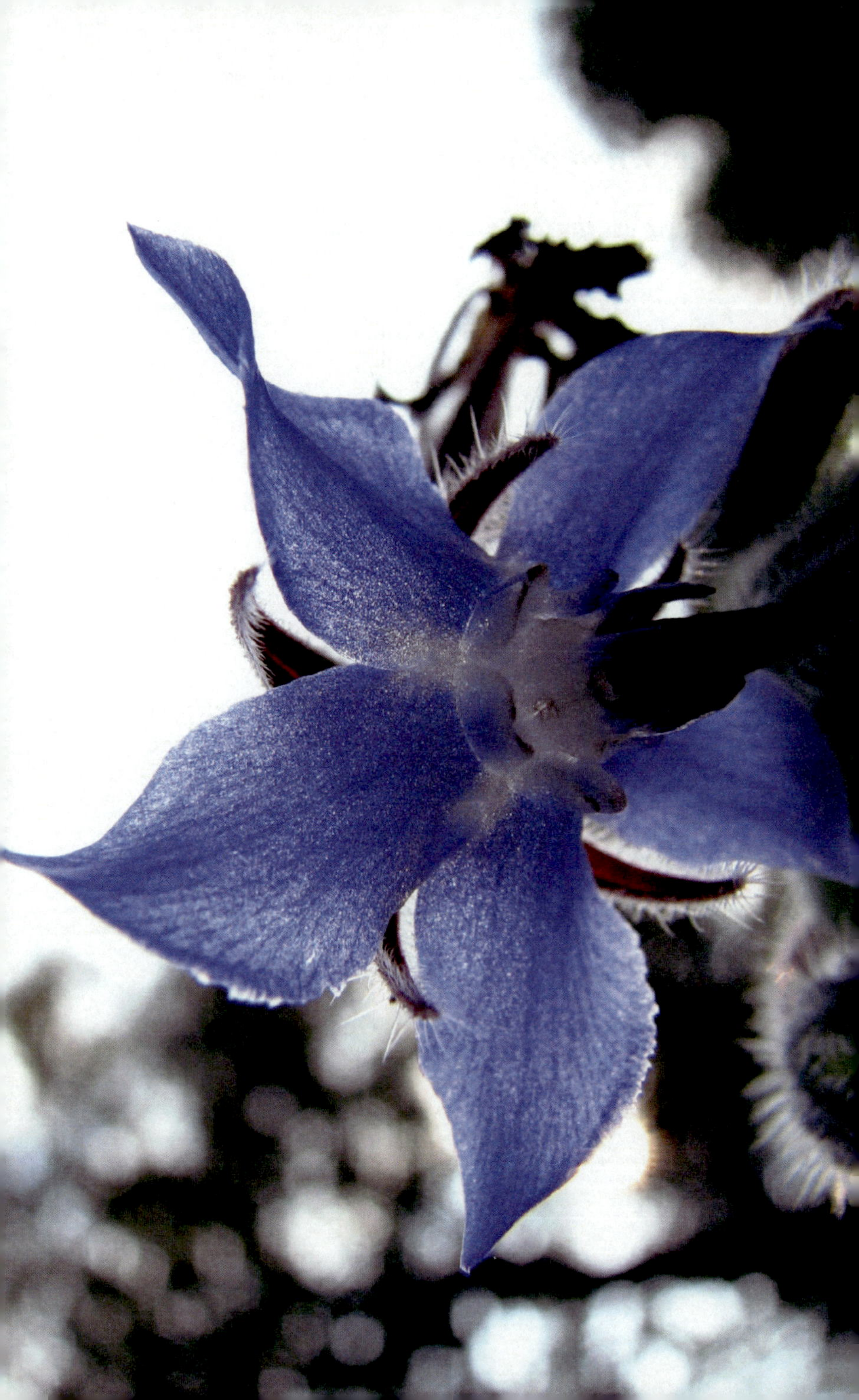

Borretsch *Borago officinalis*

Die Blüte des fraglosen Daseins

Was Ihnen fehlt:
Boden unter den Füßen
Den eigenen Raum einzunehmen
Mut und Kraft für das eigene Leben
Sich vom Leben angenommen zu wissen
Vertrauen in die Zukunft

Die Essenz der Borretschblüte schenkt ein Gefühl des fraglosen Daseins. Sie gibt wieder Boden unter den Füßen, wenn man von Existenzängsten überflutet wird.

In Zeiten, in denen man sich nicht kräftig genug fühlt, weitere Herausforderungen des Lebens anzunehmen, wirkt diese Blüte wie Balsam fürs Herz. Die verzagten Gedanken weichen neuer Lebensfreude und Mut.

Die Borretschblüte unterstützt dabei, Schicksalsschläge anzunehmen. Sie lehrt, durch den Tränenschleier hindurch die Zukunft zu sehen. Die Gefühle und Emotionen bleiben, aber sie verlieren ihre erdrückende Schwere.

Borretsch lässt Körper und Seele Luft holen.

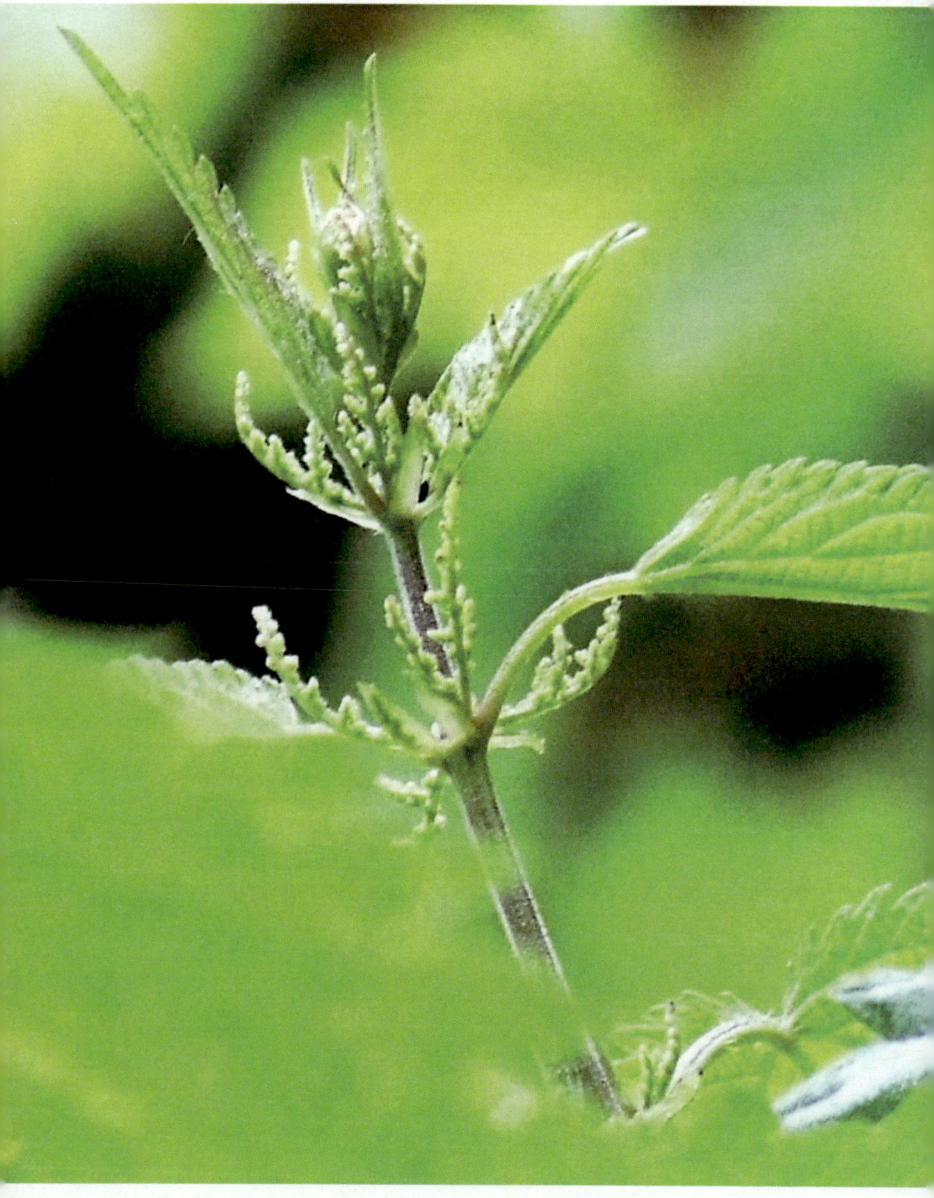

Brennnessel *Urtica dioica*

Die Familienblüte

Was Ihnen fehlt:
Orientierung in der Familie oder Gemeinschaft
Neue Familienstrukturen
Klarere Sicht auf das Gemeinsame
Konstruktive Lösungen für Konflikte in Familien oder Gemeinschaften
Beilegung von Rivalitäten zwischen Geschwistern
Anpassungsfähigkeit

Die Essenz der Brennnessel unterstützt bei allen Schwierigkeiten, die in Familien, Gemeinschaften, Gruppen oder unter Freunden auftreten.

Die Blüte der Brennnessel hilft, die eigenen Bedürfnisse in Gruppen anzumelden und dafür einzustehen, ohne dabei andere zu verletzen. Man lernt, freundlich aber bestimmt zu zeigen: »Hier ist mein Raum, meine Grenze«, und öffnet damit den Weg in einen achtsameren Umgang.

Diese Blüte lässt neue Orientierungspunkte erkennen, wenn alte Strukturen zerbrechen. Sie verhilft zu einer Neuausrichtung und stärkt die Anpassungsfähigkeit bei der Bildung von neuen, stabilen Gemeinschaften.

Brennnessel lässt neue Ebenen und Formen des Miteinanders erleben.

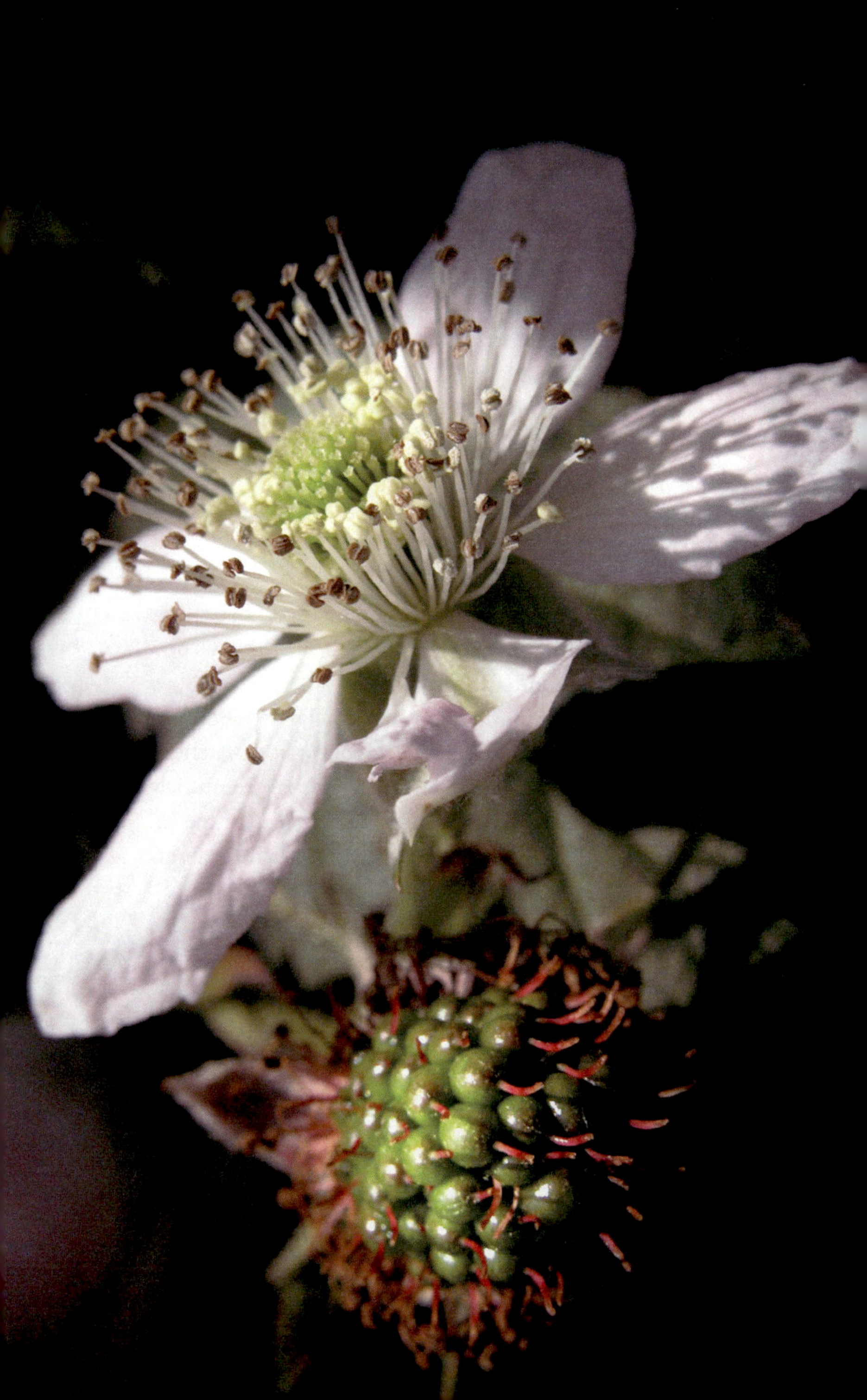

Brombeere *Rubus fruticosus*

Die Koordinationsblüte

Was Ihnen fehlt:
Konzentration
Das Wesentliche zu erkennen
Denken und Fühlen zu koordinieren
Verstand und Intuition zu vereinen
Gedanken in Taten umzusetzen
Neue Lösungswege zu sehen

Die Essenz der Brombeere bringt die Gedanken wieder in Ordnung. Sie hilft das Wesentliche zu erkennen, koordiniert Denken und Fühlen, Verstand und Intuition. In den Zeiten, in denen man im Denken und Bedenken feststeckt, unterstützt die Blüte der Brombeere, das Gedachte in schöpferischer Weise umzusetzen. Lösungen und Auswege werden wieder erkannt, die Ideen werden endlich in die Tat umgesetzt. Der eng gesteckte Rahmen kann verlassen werden, und die eigenen Kräfte werden zielgerichtet eingesetzt. Träume werden zu Handlungen, man fühlt sich in den Gedanken und in der Seele konzentriert und klar.

Brombeere ist die Startenergie und der Schlusspunkt.

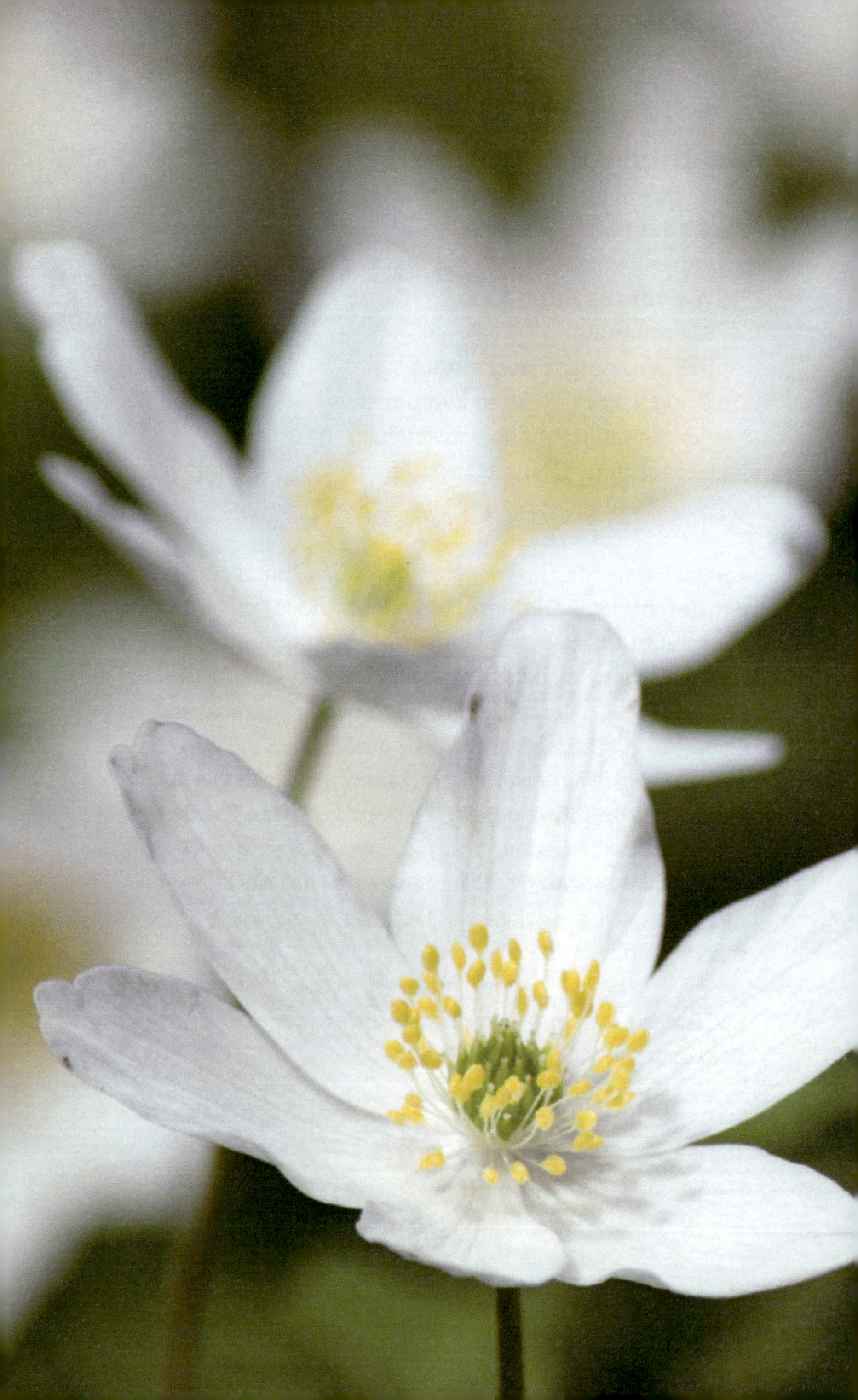

Buschwindröschen *Anemone nemorosa*

Die Blüte des Neubeginns

Was Ihnen fehlt:
Selbstbewusstsein
Zuversicht
Leben in der Gegenwart
Schuldgefühle loslassen zu können
Alte Verhaltensmuster zu verändern
Die Vergangenheit zu klären

Die Essenz des Buschwindröschens unterstützt dabei, die Vergangenheit zu klären und alte Verhaltensmuster zu verändern. Angst und Schuldgefühle, die uns aus längst vergangenem Geschehen beherrschen, können aufgelöst werden. Denn die Blüte des Buschwindröschens eröffnet einen Prozess der Selbsterkenntnis, der Antworten auf die Frage nach dem Sinn des Lebens aufzeigt. Sie zeigt aber auch, wo wir uns selbst behindern und sowohl für die Vergangenheit als auch für die Zukunft Verantwortung übernehmen müssen.

Diese Blüte ebnet den Weg, um im Hier und Jetzt zu leben, unbelastet von alten Wunden und Verletzungen.

Buschwindröschen verzeiht und lässt Verzeihung zu.

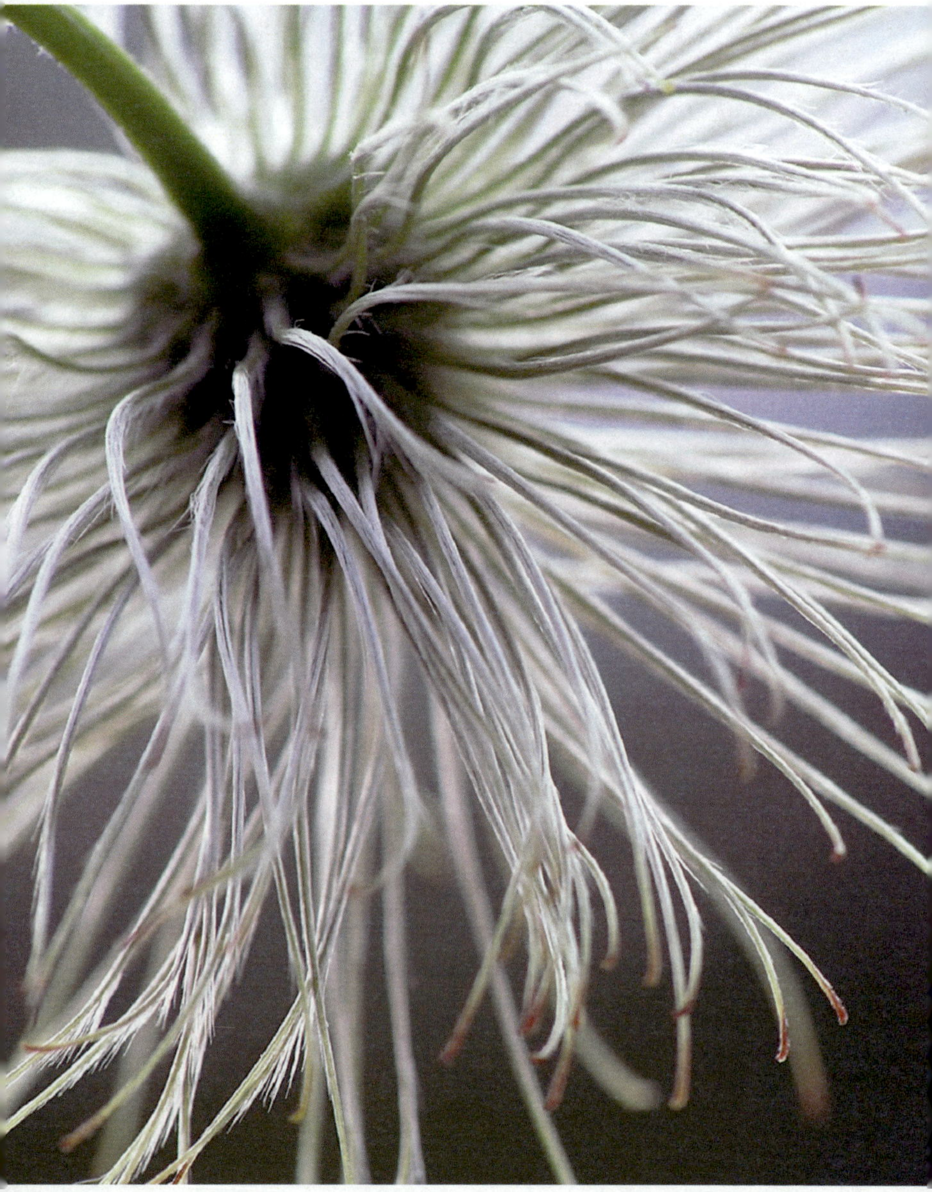

Clematis *Clematis vitalba*

Die Realitätsblüte

Was Ihnen fehlt:
Aktivität
In der Gegenwart zu leben
Freude am Leben
Interesse an der Welt
Wachheit und Vitalität

Die Essenz der Clematis bringt Interesse an der Welt und Freude in Ihr Leben.

Sie fühlen sich wach und in der realen Welt verankert. Die Tagträume verlieren an Bedeutung, Sie kommen im Hier und Jetzt an. Ihr Interesse am Alltag wächst, Sie können sich besser konzentrieren und fühlen sich geerdet.

Mit der Blüte der Clematis finden Sie wieder Halt in sich selbst und müssen nicht mehr Halt im Außen suchen. Sie bekommen ein Bewusstsein für Ihre gegenwärtige Situation und fangen an, Ihre Lebensumstände aktiv zu beeinflussen. Der Rückzug in die Träume von einer besseren Zeit weicht einer neuen Wachheit und Vitalität.

Clematis steht für Handeln statt Träumen.

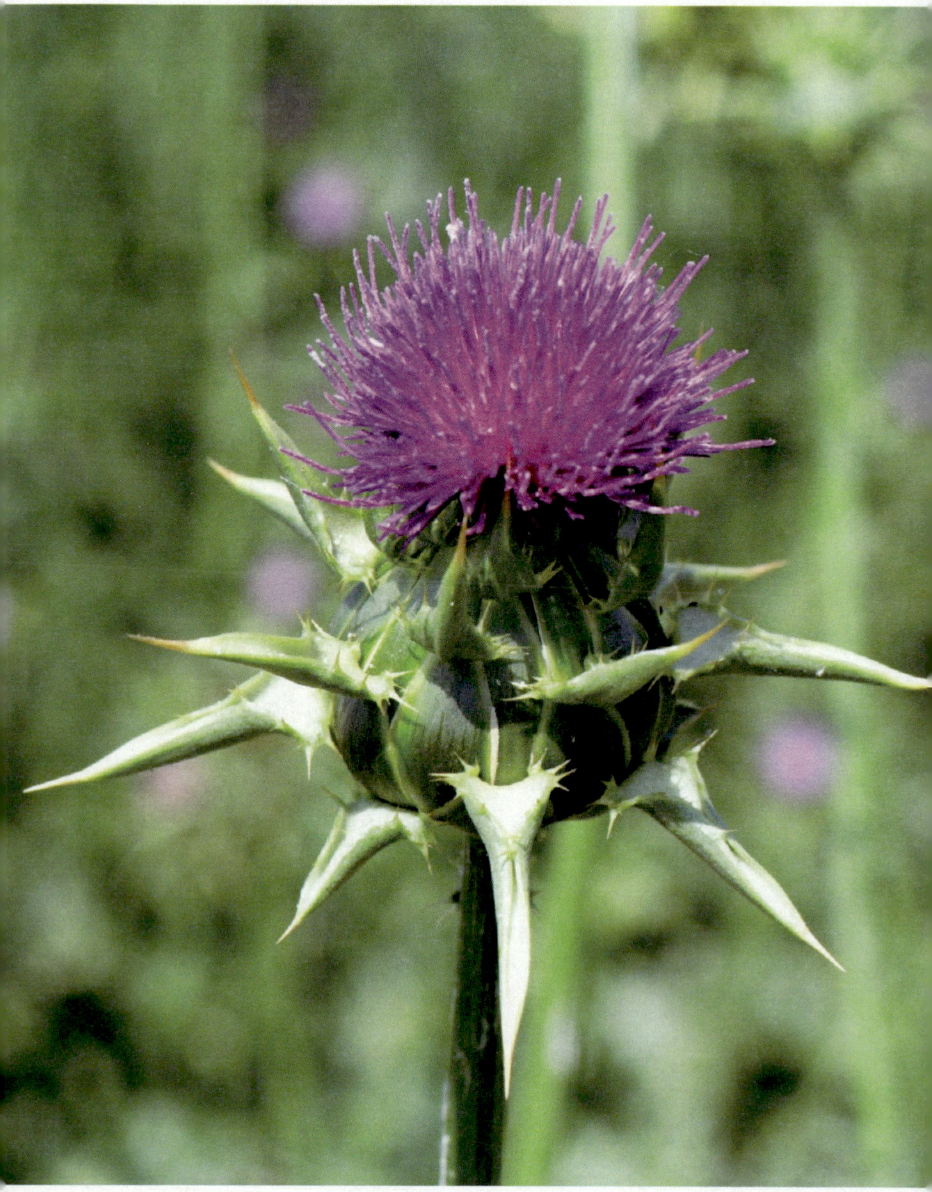

Distel *Silybum marianum*

Die Blüte der Reinigung

Was Ihnen fehlt:
Schutz
Reinheit
Abgrenzung
Stärke und Klarheit

Die Essenz der Distel ist der große Seelenreiniger unter den Blüten.

In Zeiten, in denen man sich schutzlos fühlt oder destruktiven Angriffen ausgesetzt ist, bietet die Distelessenz eine gute Möglichkeit sich abzugrenzen. Diese Blüte vermag eine schützende Hülle zu bilden. Sie hält damit alle Energie zusammen, ohne abzuschotten. Mit ihr fühlt man sich gesammelter und kraftvoller.

Die Blüte der Distel reinigt von allen geistigen und seelischen Giften, denen man sich ausgesetzt fühlt. Sie macht den Geist und das Herz wieder klar und rein.

Distel wahrt die eigene Integrität.

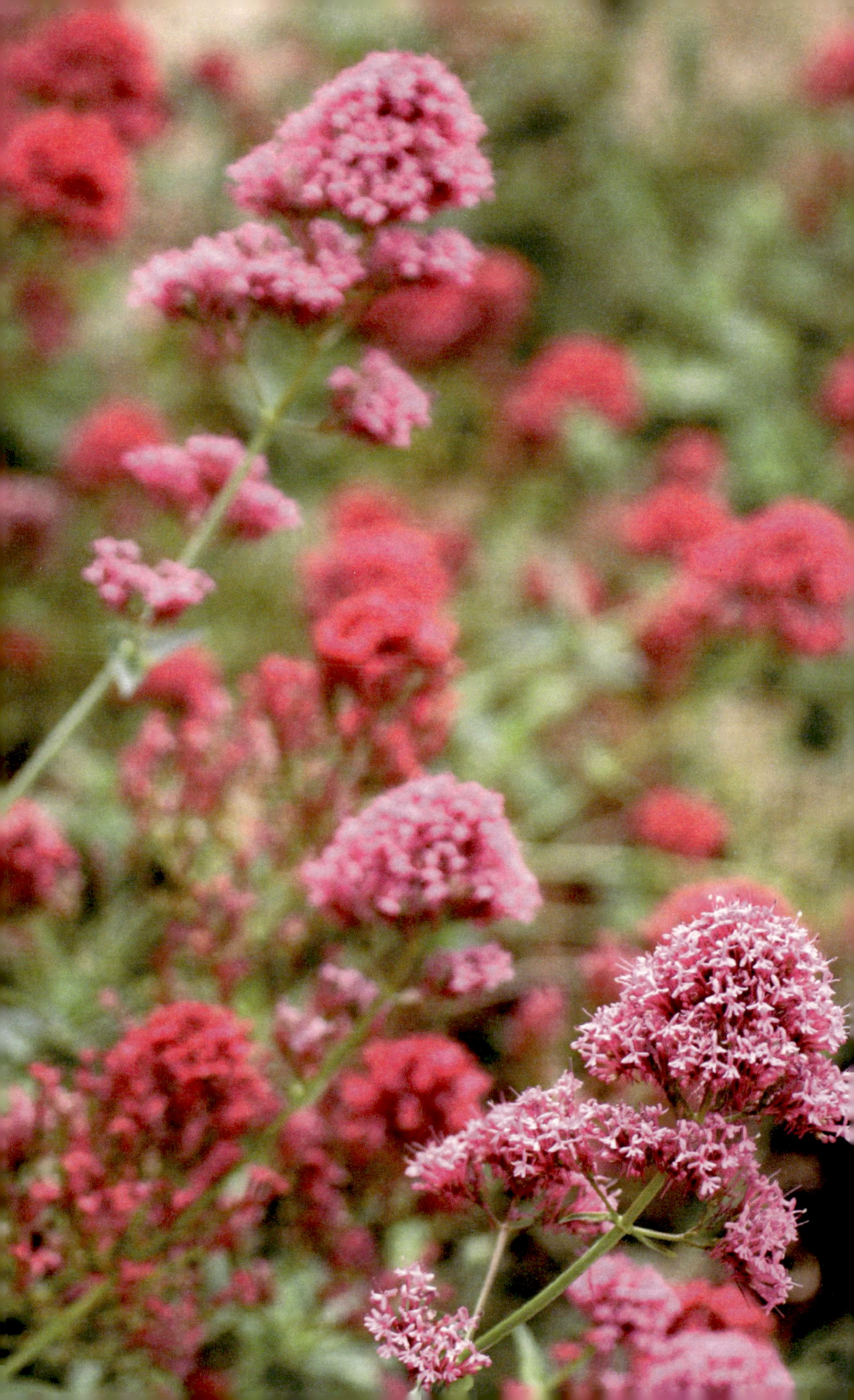

Dost *Origanum vulgare*

Die Blüte der Leere

Was Ihnen fehlt:
Wahrheit
Sicherheit
Alles so sein lassen zu können, wie es ist
Innerlich leer zu werden

Die Essenz des Dost/ Wilden Majorans schenkt die Schwingung des großen Nichts. Alles darf so sein wie es ist. Es ist nicht gut und nicht schlecht, es ist.

Die Welt muss nicht gerettet werden, weder von Ihnen noch von jemand anderem. Diese Blüte lässt das Gefühl zu, dass die Welt auch ohne unsere Hilfe nicht untergehen, nicht zusammenbrechen wird.

Dost schenkt uns die Erkenntnis, dass es keine absolute Wahrheit gibt, kein Richtig und Falsch, kein Gut und Böse. Starre Glaubenssysteme können losgelassen werden. Die Welt, ihre Menschen und Ansichten müssen nicht mehr in Schubladen eingeteilt werden. Alle Facetten können gesehen werden und bekommen ihre Daseinsberechtigung.

Dost berührt den Buddha in dir.

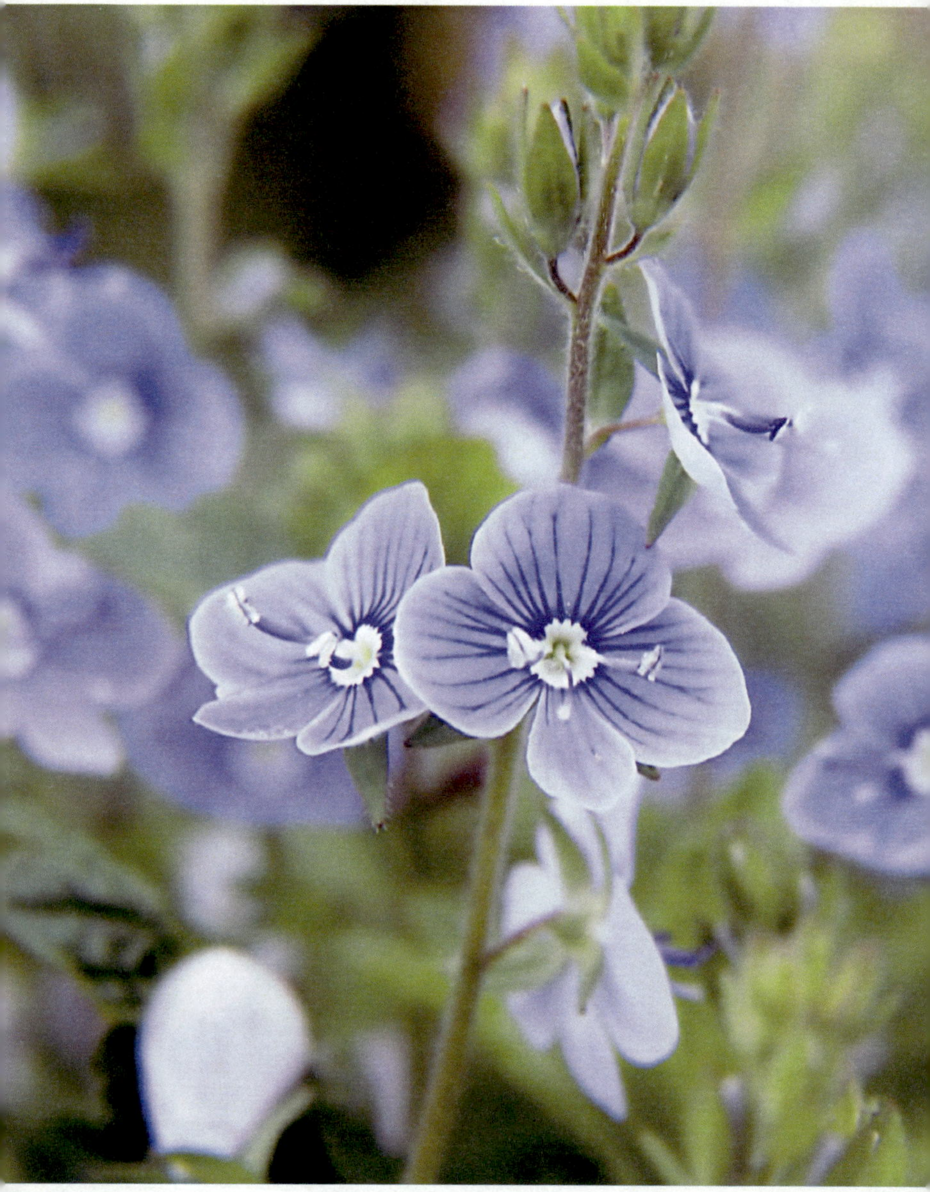

Ehrenpreis *Veronica persica*

Die Blüte der Wertschätzung

Was Ihnen fehlt:
Lob und Beachtung
Klarheit in emotionalen Situationen
Ihre Gefühle wahrzunehmen und auszudrücken
Sich feiern lassen zu können

Die Essenz des Ehrenpreis schenkt eine Schwingung der Würdigung und Wertschätzung. Sie finden Mut, Ihr Licht nicht mehr unter den Scheffel zu stellen, sondern geben Ihren Mitmenschen die Möglichkeit, Ihre Fähigkeiten und Taten wahrzunehmen. So eröffnen Sie ein Feld, in dem es möglich ist, Sie entsprechend zu loben, Ihnen Wertschätzung entgegenzubringen.

Die Ehrenpreisblüte lässt Sie eine klare emotionale Haltung finden und diese auch ausdrücken. Sie löst das Verschwimmen in den Emotionen anderer auf und lässt die eigenen Gefühle und Ansichten deutlich wahrnehmen.

Sie hilft einen klaren Standpunkt im Gewitter eines Streits zu finden und dafür einzustehen.

Ehrenpreis wahrt die eigene Würde.

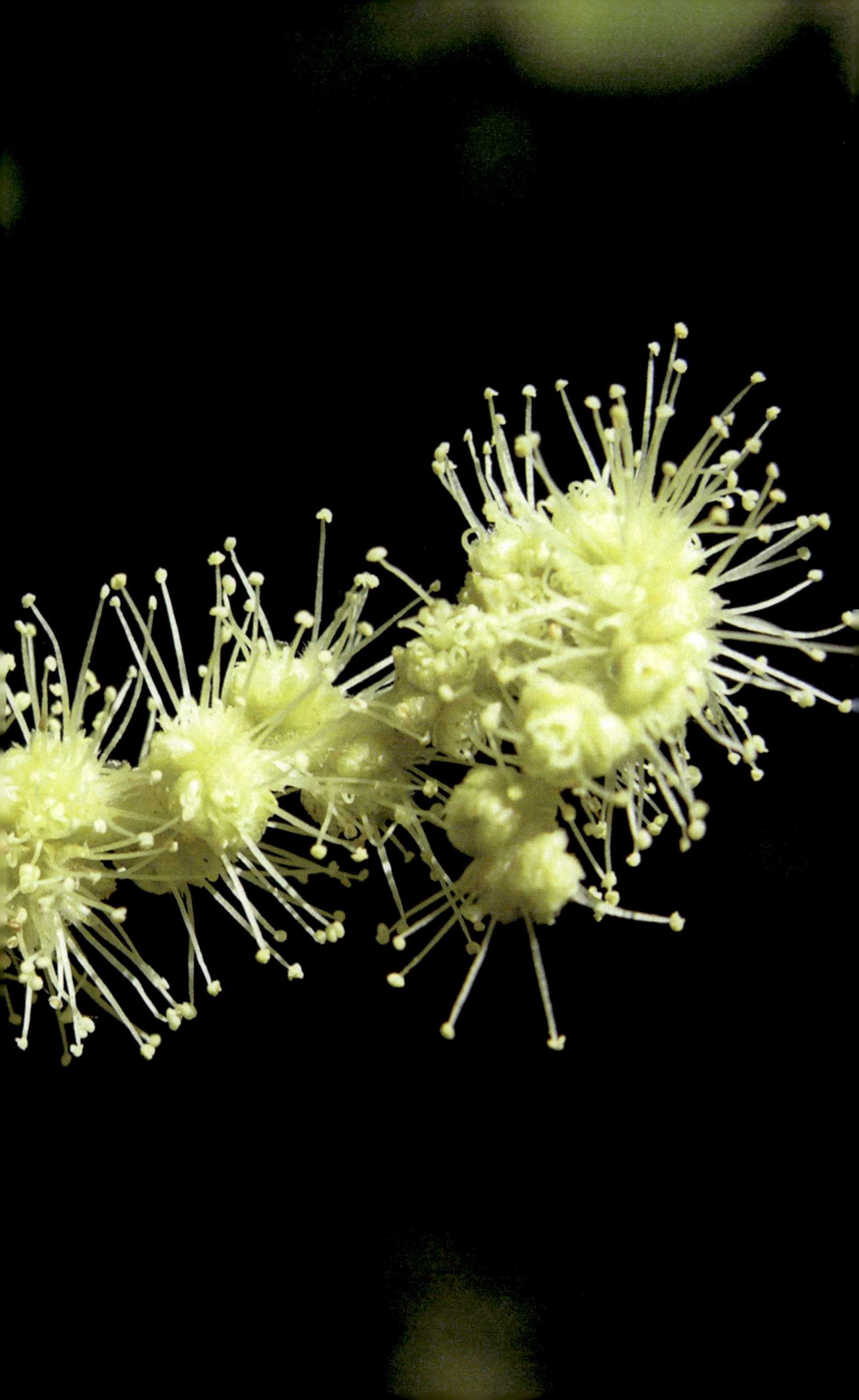

Esskastanie *Castanea sativa*

Die Blüte der Transformation

Was Ihnen fehlt:
Hoffnung
Lebensmut
Kraft für Körper und Seele
Ein Licht am Ende des Tunnels

Die Essenz der Esskastanie steht für Transformation. In Zeiten größter Verzweiflung und Ausweglosigkeit, wenn man das Gefühl hat, die Grenze der eigenen Belastbarkeit erreicht zu haben, schenkt diese Essenz wieder Hoffnung und Zuversicht.

Die Esskastanie hilft, die Dunkelheit zu durchbrechen, man sieht wieder Licht am Ende des Tunnels.

Mit der Blüte der Esskastanie beginnt ein Prozess der Erlösung, und sie lässt einen Sinn hinter dem Leiden erkennen.

Esskastanie bringt neuen Lebensmut.

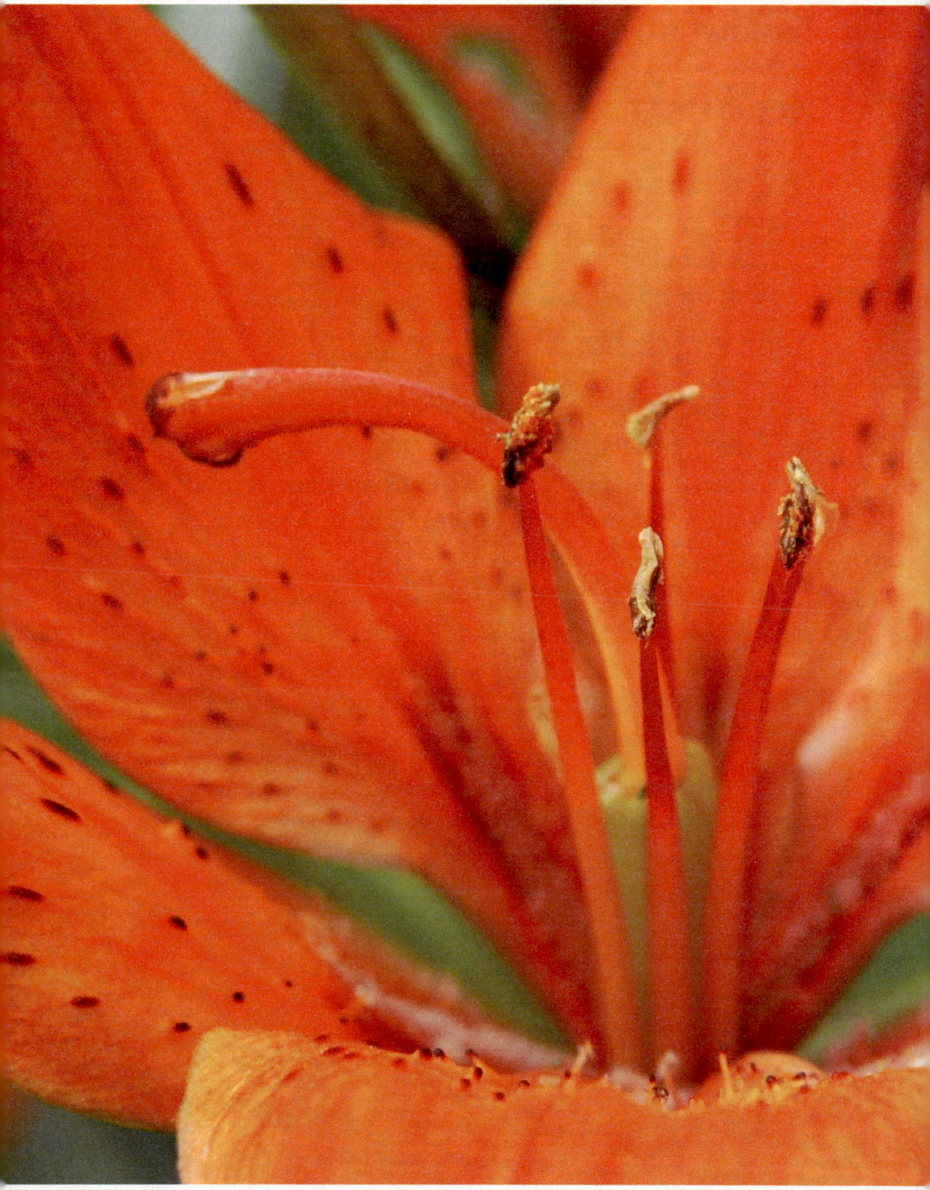

Feuerlilie *Lilium bulbiferum*

Die Schaffensblüte

Was Ihnen fehlt:
Ruhe und Gelassenheit
Energie und Tatkraft
Mut für große Aufgaben
Im Scheinwerferlicht stehen zu können

Die Essenz der Feuerlilie schenkt neue Schaffenskraft. Sie macht Mut, um sich auch an große Aufgaben heranzuwagen und diese zu meistern.

Die Blüte der Feuerlilie wärmt und beruhigt, sodass man zügig und gestärkt an die Arbeit gehen kann. Müdigkeit und Kraftlosigkeit weichen. Die Arbeit bringt neue Freude, und man wagt sich tatkräftig an neue Aufgaben.

Diese Blüte unterstützt dabei, aus dem Hintergrund herauszutreten. Man fühlt sich mutig und kräftig genug, um für seine Mitmenschen sichtbar zu werden und die eigene Arbeit sichtbar zu machen.

Feuerlilie lässt kraftvoll und freudig das Leben gestalten.

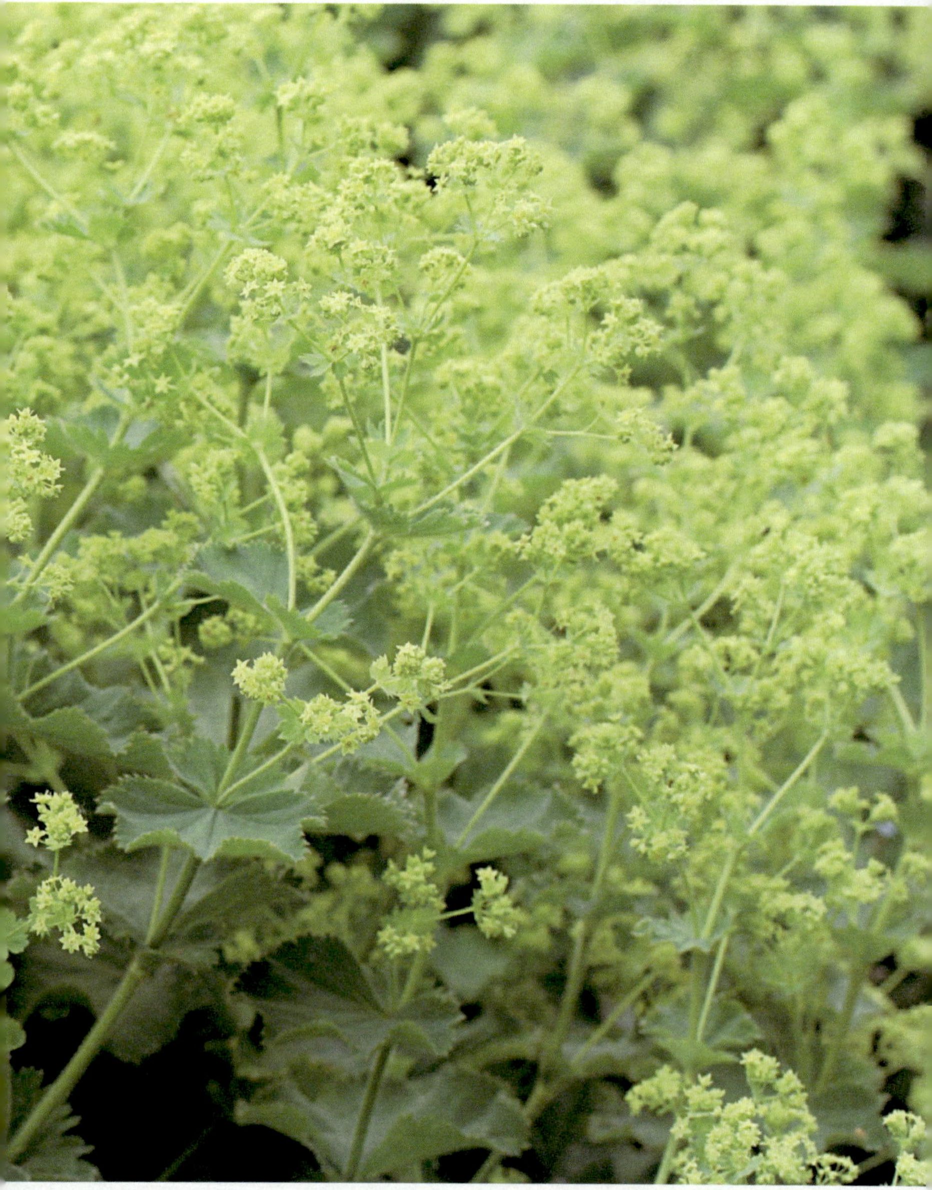

Frauenmantel *Alchemilla vulgaris*

Die Geburtsblüte

Was Ihnen fehlt:
Bewegung und Veränderung
Neue Welten zu erobern
Loslassen zu können
Mut zu Unbekanntem
Sich von der Vergangenheit zu lösen

Die Essenz des Frauenmantels schenkt die Schwingung der Veränderung. Sie ist in allen Zeiten angezeigt, in denen Neues geboren wird und man sich von Vergangenem lösen muss. Diese Blüte beendet die Stagnation und bringt alles wieder in den Fluss von Kommen und Gehen.

Die Frauenmantel-Blüte unterstützt dabei, die Angst vor Neuem und Unbekanntem zu überwinden. Sie gibt Vertrauen in die Zukunft und dem, was mit ihr kommen wird.

Diese Essenz gehört zu allen Geburtssituationen: im wörtlichen und im übertragenen Sinn, also wann immer eine alte Situation, eine vergangene Welt verlassen wird und wir eine neue betreten.

Frauenmantel gibt Kraft zur Wandlung.

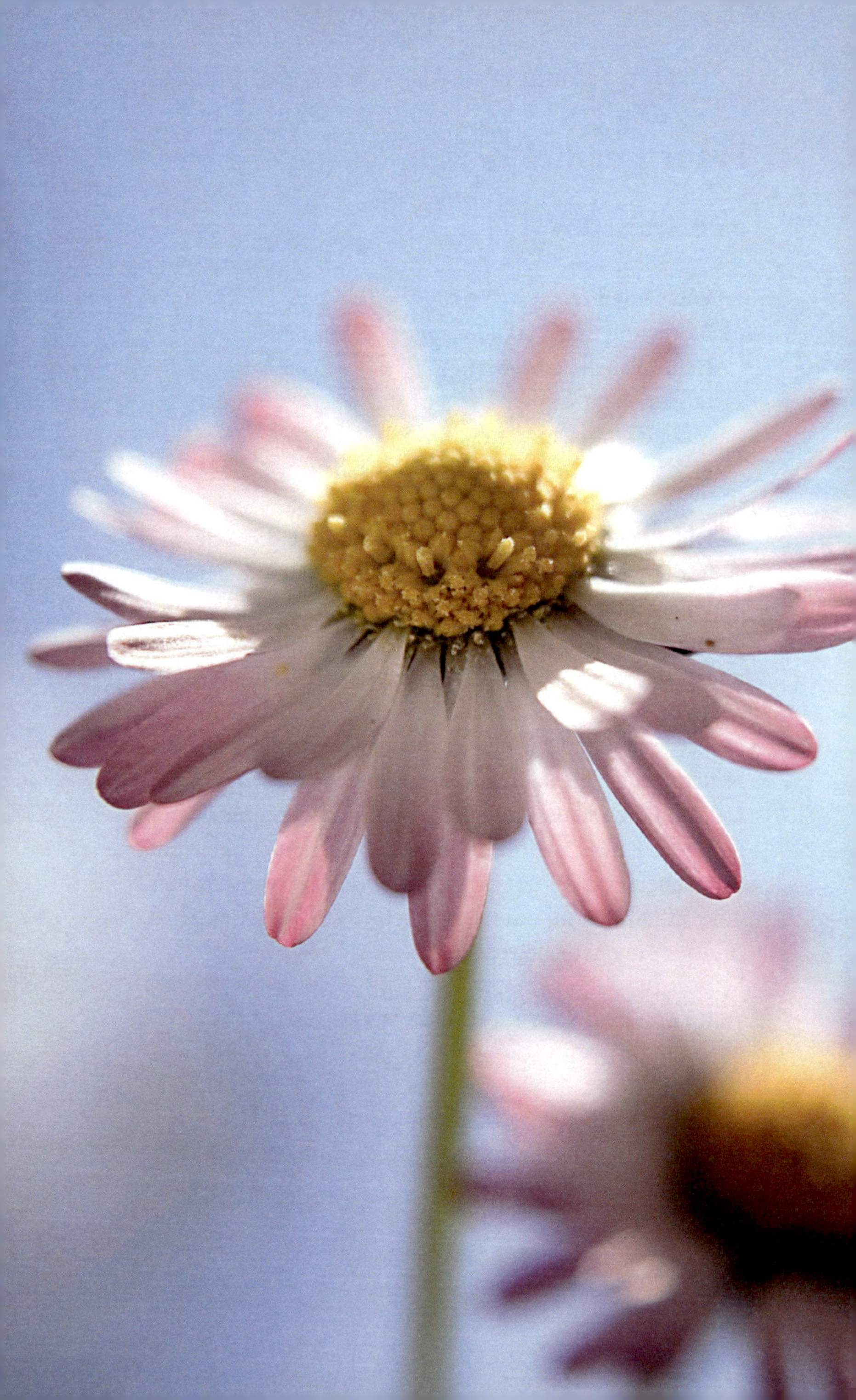

Gänseblümchen *Bellis perennis*

Die Blüte für den Überblick

Was Ihnen fehlt:
Durchblick
Ihre Gedanken zu ordnen
Wichtiges von Unwichtigem zu unterscheiden
Klarheit und Struktur
Ordnung im Denken

Die Essenz des Gänseblümchens unterstützt bei allen Bedürfnissen nach Klarheit und Ordnung.

Wenn sich die Gedanken überschlagen, man das Große und Ganze aus den Augen verloren hat oder Wichtiges nicht mehr von Unwichtigem unterscheiden kann, hilft die Blüte des Gänseblümchens beim Sichten und Strukturieren.

Sie vereinfacht das Denken, nimmt Bestand auf und lässt dann ins Detail gehen, ohne sich dabei zu verzetteln.

Das Gänseblümchen erhöht die Konzentrationsfähigkeit und bringt Ordnung in die Gedanken – nicht nur analytisch, sondern auch spirituell.

Gänseblümchen ist der rote Faden im Denken.

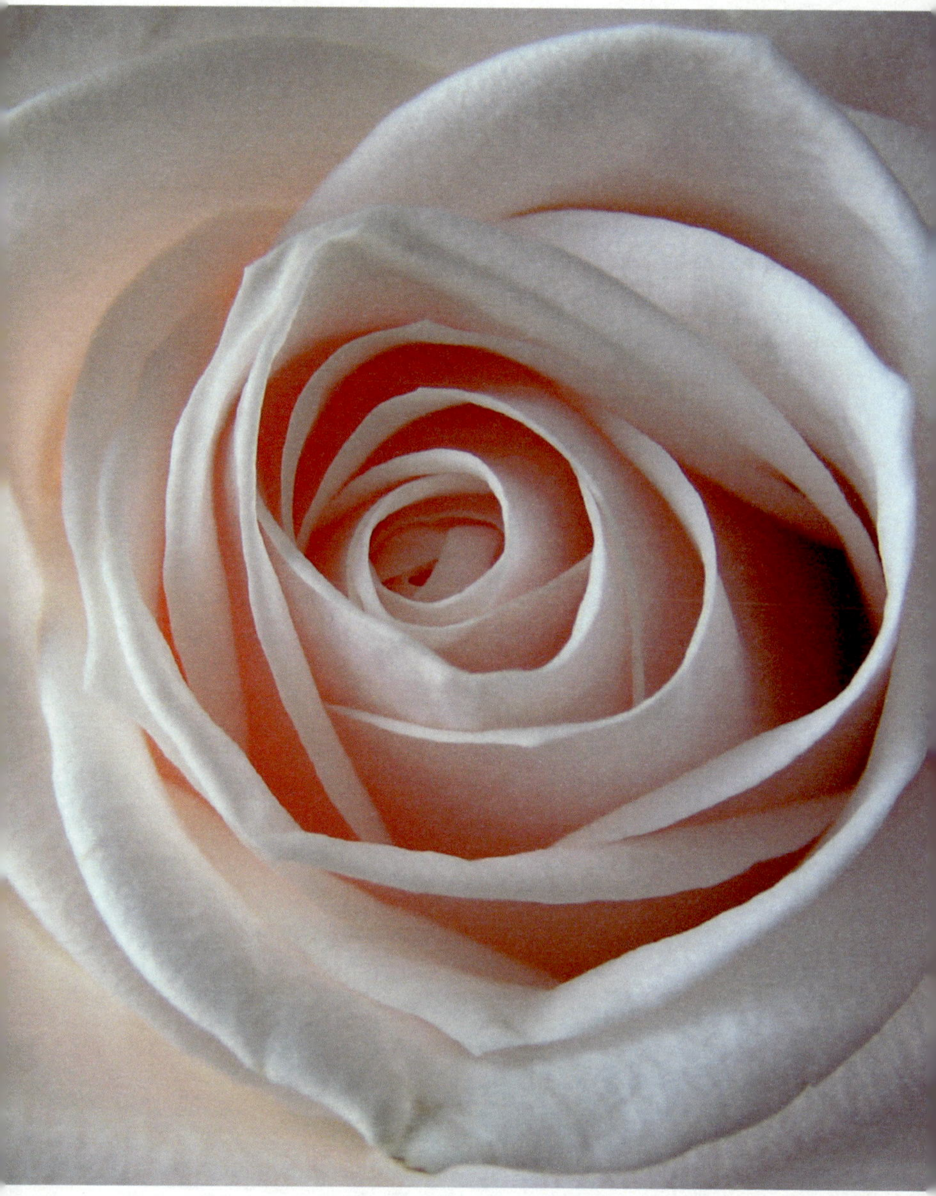

Gartenrose *Rosa gallica*

Die Blüte der Zartheit

Was Ihnen fehlt:
Zärtlichkeit
Weichheit
Geborgenheit
Ihre Sexualität zu leben
Freude an Ihrem Körper zu haben

Die Essenz der Gartenrose bringt Zartheit ins Leben. Gartenrose ist die Blüte der Zärtlichkeit und Feinfühligkeit. Sie ist in den Zeiten angezeigt, in denen man das Bedürfnis nach Sensibilität hat.

Diese Blüte unterstützt dabei, die eigene Bedürftigkeit anzuerkennen. Mit ihr findet man den Mut, dem Wunsch nach Geborgenheit und Zärtlichkeit Ausdruck zu verleihen. Die Blüte der Gartenrose öffnet einen Raum, in dem man seine eigene Weichheit und Empfindsamkeit ausleben kann. Die Angst, dadurch schwa ch und verletzlich zu erscheinen, kann sich lösen.

Die Freude daran, ein Körper zu sein und diesen auch sinnlich wahrzunehmen, kann mit der Gartenrose wachsen.

Gartenrose streichelt zärtlich Körper und Seele.

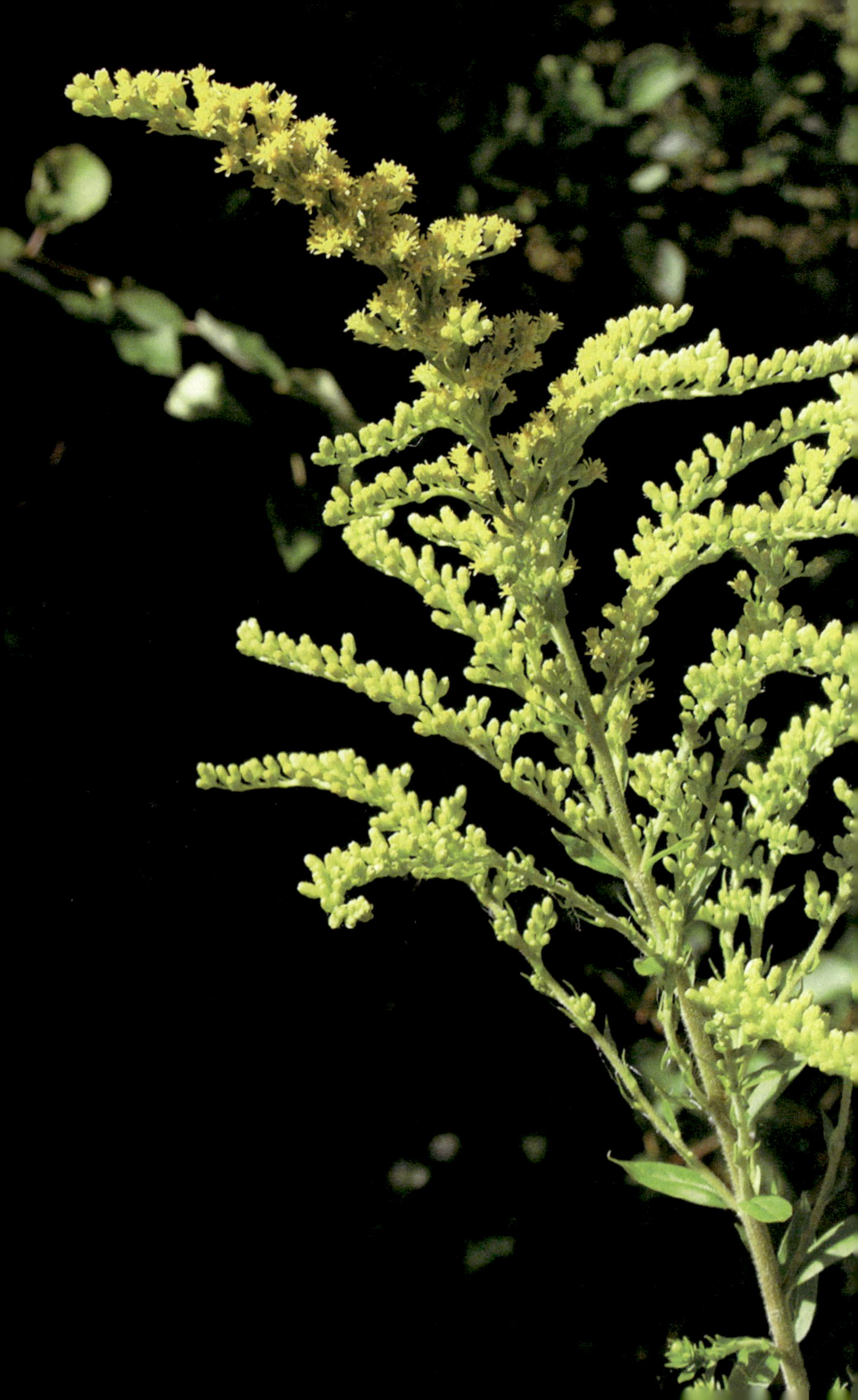

Goldrute *Solidago canadensis*

DIE BLÜTE FÜR WAHRE GRÖSSE

Was Ihnen fehlt:
Mut zu wahrer Größe
Aufmerksamkeit
Angemessenheit
Sich anderen öffnen zu können
Freundlichkeit

Die Essenz der Goldrute lässt Sie in der eigenen, wahren Größe ankommen. Der Versuch, über schlechte Manieren und aggressives Verhalten die Aufmerksamkeit von anderen zu bekommen, kann beendet werden. Das aufgeblasene Ego und die vorgespielte Größe werden abgelegt.

Die Blüte der Goldrute bringt eine Schwingung von Angemessenheit, Demut und ehrlicher Selbstdarstellung ins Leben.

Sie unterstützt dabei, sich anderen zu öffnen, um sich so zu zeigen, wie man wirklich ist. Die Aufgeblasenheit weicht der wahren Größe.

GOLDRUTE VERHILFT ZUM RICHTIGEN MASS.

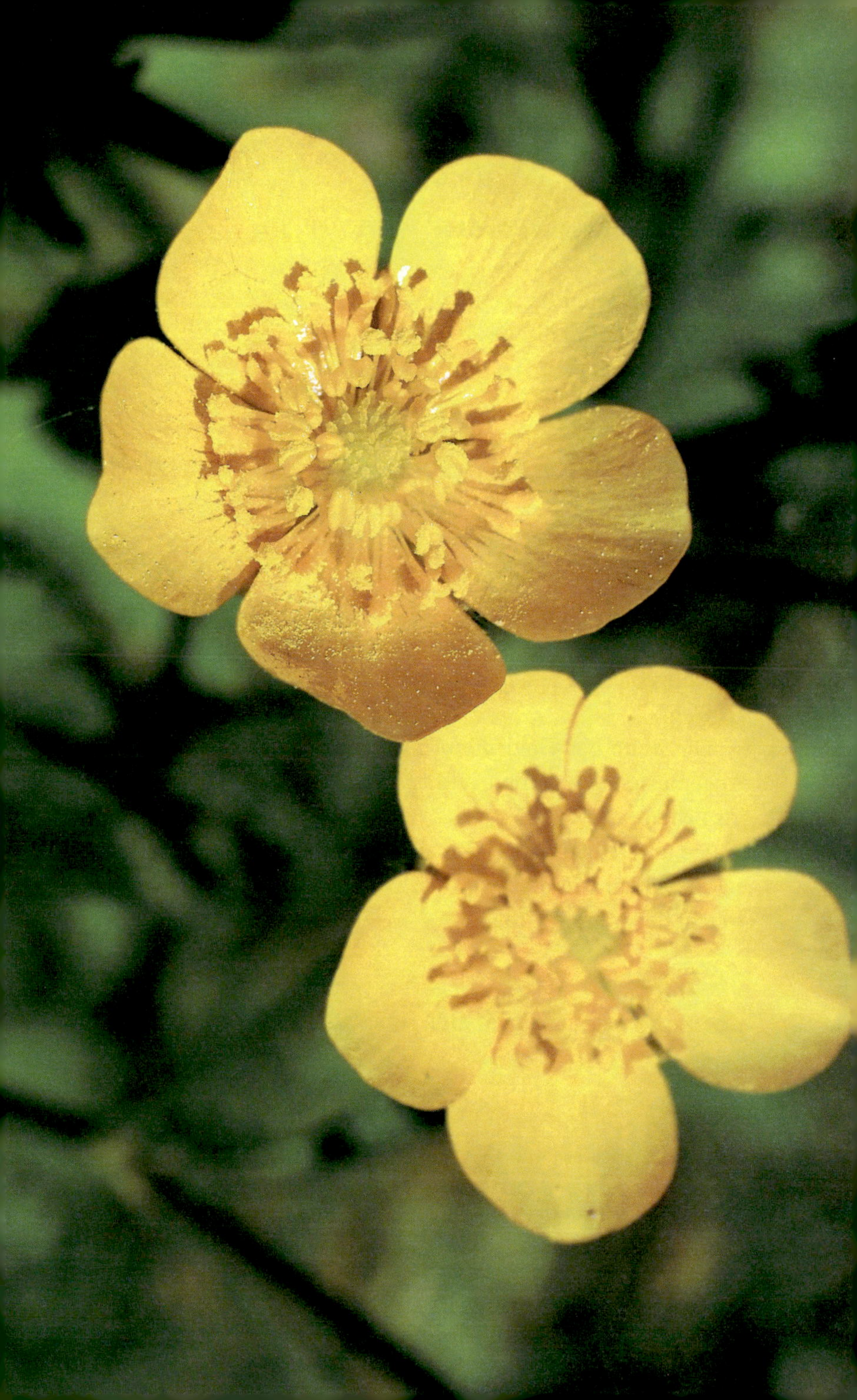

Hahnenfuß *Ranunculus acris*

Die Blüte des Selbstwertgefühls

Was Ihnen fehlt:
Orientierung in der eigenen Lebensgeschichte
Mehr Selbstwertgefühl
Vertrauen in die eigenen Fähigkeiten

Die Essenz des Hahnenfuß hilft dabei, ins eigene Leben zu finden. In den Zeiten, in denen man sich leicht irritiert und beeinflussbar fühlt, schenkt diese Blüte Vertrauen in die eigene Wahrnehmung und die eigenen Fähigkeiten.

Die Blüte des Hahnenfuß unterstützt bei der Etablierung der eigenen Lebensform. Sie steigert das Selbstwertgefühl und stärkt das eigene Ich. Mit dieser Essenz verlässt man die Position des von vornherein Unterlegenen. Mit neuem Selbstvertrauen fühlt man sich in diesem Leben wohler, sicherer und orientierter.

Hahnenfuss lässt aufrecht im Leben stehen.

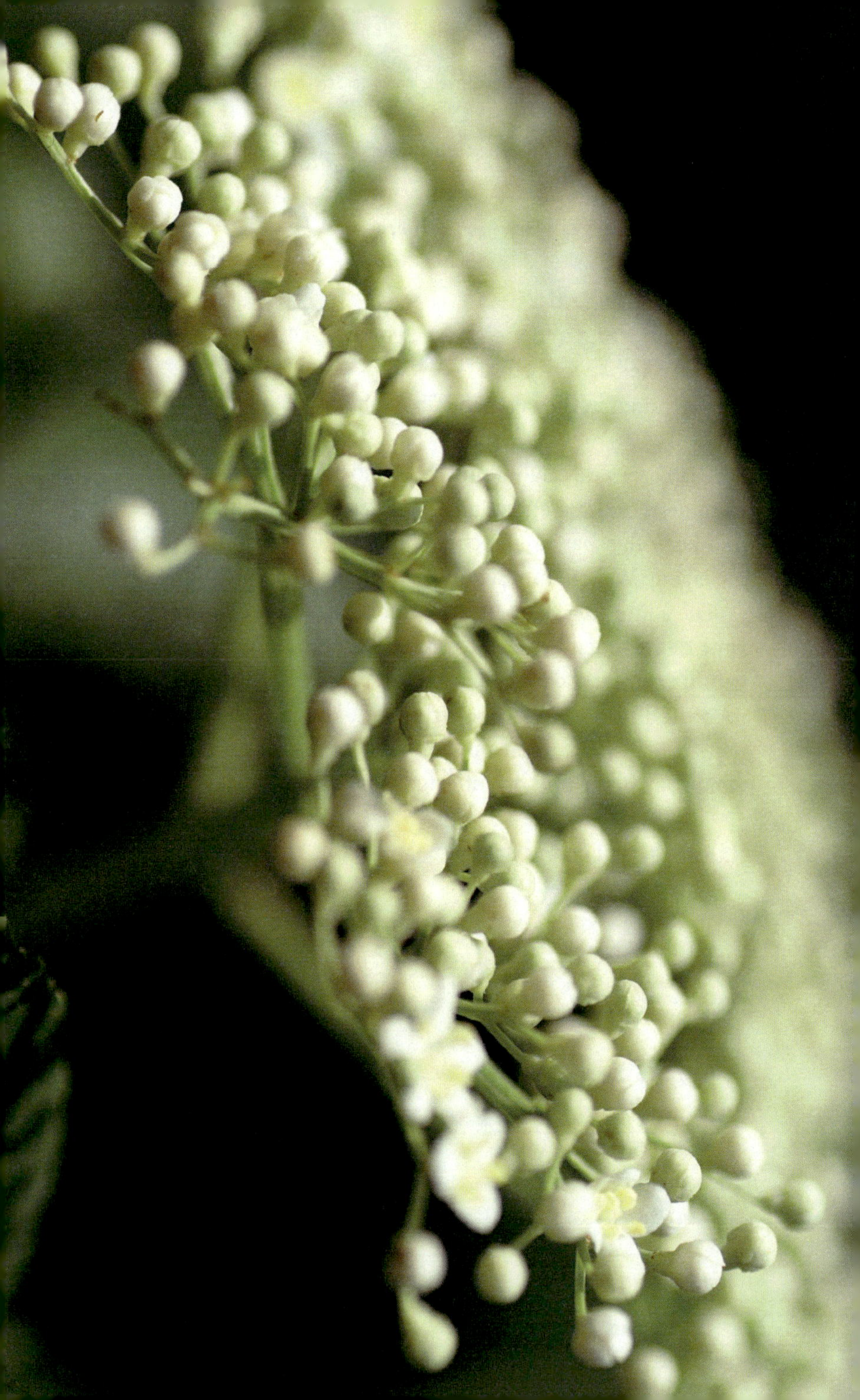

Holunder *Sambucus nigra*

DIE BLÜTE DER EINSICHT

Was Ihnen fehlt:
Lösungen für Ihre Probleme
Großzügigkeit
Gewohnte Denkmuster zu verlassen
Veränderung Ihrer Lebensmuster
Die Grenzen zwischen Gut und Böse, Richtig und Falsch aufzuweichen

Die Essenz des Holunders reißt aus den gewohnten Denkmustern heraus. Sie lässt Altbekanntes auf eine neue, unbekannte Weise betrachten.

Scheinbar unlösbare Probleme finden mit einem neuen, ungewohnten Blickwinkel ihre Lösung.

Die Blüte des Holunders unterstützt dabei, eingefahrene Muster infrage zu stellen und loszulassen. Die eigenen Ansichten werden großzügiger, die Kleinlichkeit im Denken kann abgelegt werden.

Unbeeinflusst durch Althergebrachtes können so überraschende Einsichten gewonnen, Dinge von einer höheren Warte aus betrachtet werden.

HOLUNDER IST DIE ESSENZ FÜR DEN NEUEN BLICKWINKEL.

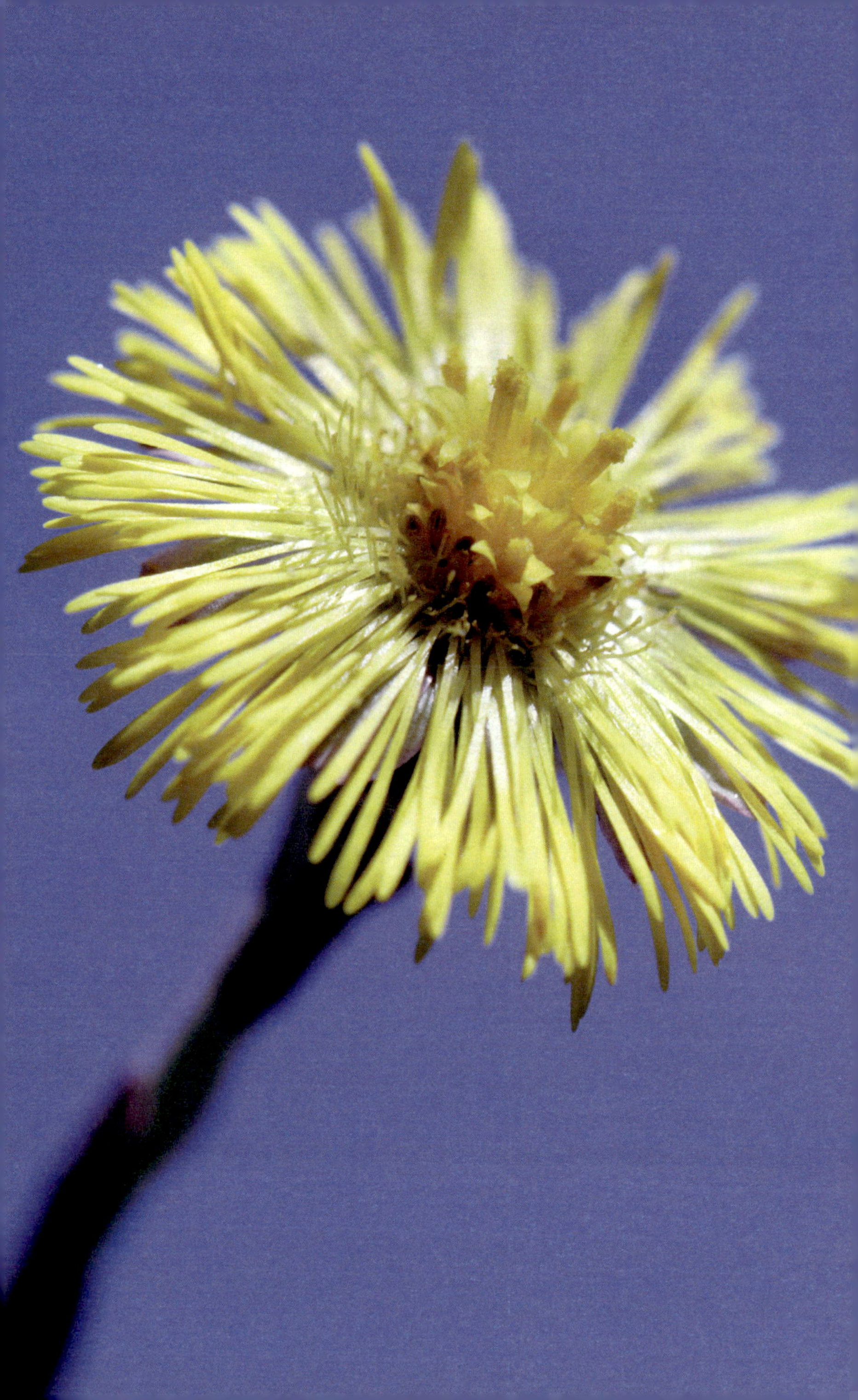

Huflattich *Tussilago farfara*

DIE BLÜTE DER DURCHSETZUNGSKRAFT

Was Ihnen fehlt:
Durchsetzungskraft
Sich Herausforderungen zu stellen
Neue Verhaltensmöglichkeiten
Neue Vorbilder
Emotionen fließen lassen zu können

Die Essenz von Huflattich schenkt Entspannung, indem sie aufgestaute Emotionen wieder ins Fließen bringt.

Die eigene Kraft kehrt zurück und wir setzen durch, was uns wichtig ist.

Die Blüte des Huflattich unterstützt uns in allen Situationen, in denen alte Verhaltensweisen oder Vorbilder nicht mehr passen. Sie lenkt unsere Gedanken in neue Richtungen und lässt uns neue Kraftquellen erschließen.

Diese Blüte hilft dabei, dass wir uns auch in schwierigen Lebensabschnitten selbst treu bleiben, ohne dabei notwendige Veränderungen zu übergehen. Sie schafft einen angemessenen Ausgleich zwischen Anpassung und Durchsetzung.

HUFLATTICH, DIE BLÜTE FÜR PIONIERSITUATIONEN.

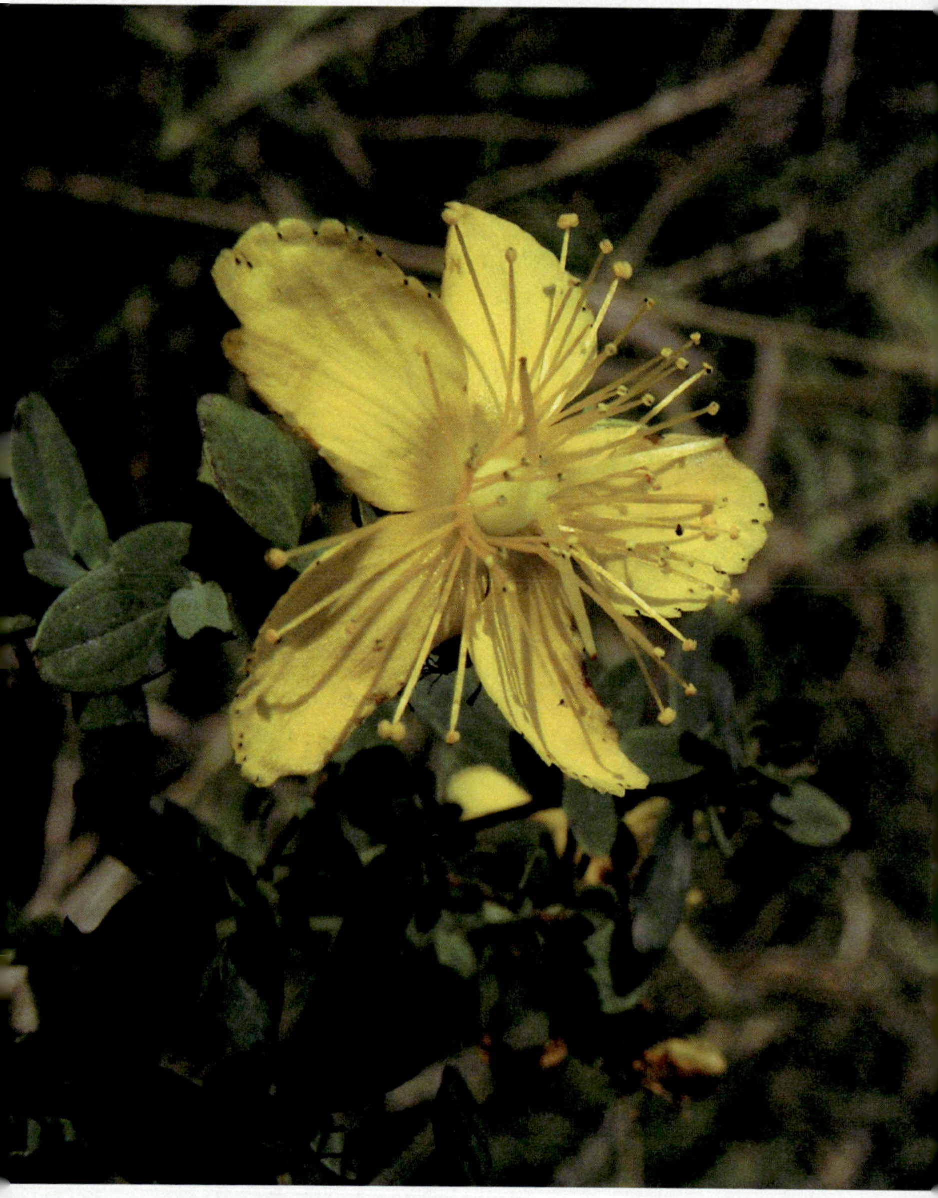

Johanniskraut *Hypericum perforatum*

Die Blüte des Trostes

Was Ihnen fehlt:
Trost und Sicherheit
Fröhlichkeit
Selbstsicherheit
Vertrauen ins Schicksal

Die Essenz des Johanniskrautes schenkt eine Schwingung von Trost und Sicherheit. Diese Blüte ist in allen schweren und dunklen Zeiten angezeigt, bei Trauer und Verlust.

Mit der Johanniskrautblüte wird die Zukunft wieder greifbar, Traurigkeit und Verstimmung lösen sich auf.

Diese Essenz gibt Vertrauen in das eigene Schicksal, dass alles, so wie es geschieht, richtig und sinnvoll ist – auch wenn uns der Sinn noch verborgen bleibt.

Sie ermutigt, stützt und hilft der Unsicherheit ins Auge zu sehen; die eigenen Energiereserven werden mobilisiert.

Johanniskraut bringt Licht ins Dunkel.

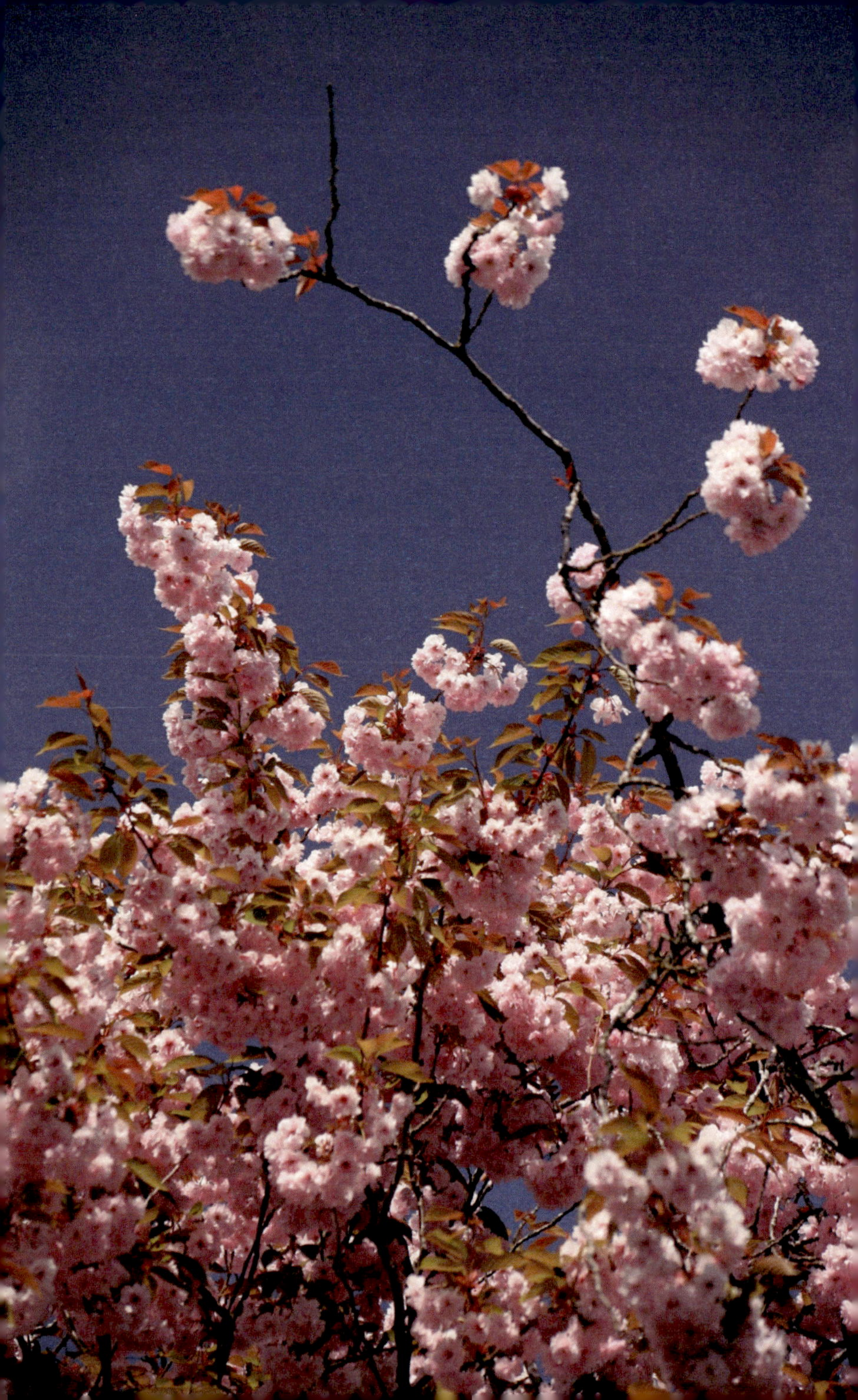

Kirsche *Prunus avium*

Die Blüte der Fröhlichkeit

Was Ihnen fehlt:
Freude und Lust am Leben
Ausgelassenheit
Sich wieder verlieben zu können,
Begeisterung
Gefühle zuzulassen
Das Herz zu öffnen

Die Essenz der Kirschblüte bringt die Begeisterung ins Leben zurück. Sie öffnet das Herz und lehrt Lachen. Es ist die Blüte der Verliebten.

Die Vernunft hat ihren Platz, aber auch Gefühle bekommen wieder Gewicht.

Die Blüte der Kirsche lässt das eigene Sein mit allen Sinnen erleben. Verstand und Gefühl sind ausgeglichen, keine der beiden Seiten wird bevorzugt oder überbewertet. Diese Essenz richtet wieder auf, auch wenn der Alltag noch so grau ist.

Sie bringt Lebenslust und Lebensfreude in alle Bereiche des Lebens zurück.

Die Kirschblüte weckt das innere Kind und gibt Mut zum Ausgelassensein, Herumalbern und zur Unbeschwertheit.

Kirsche macht das Herz leicht.

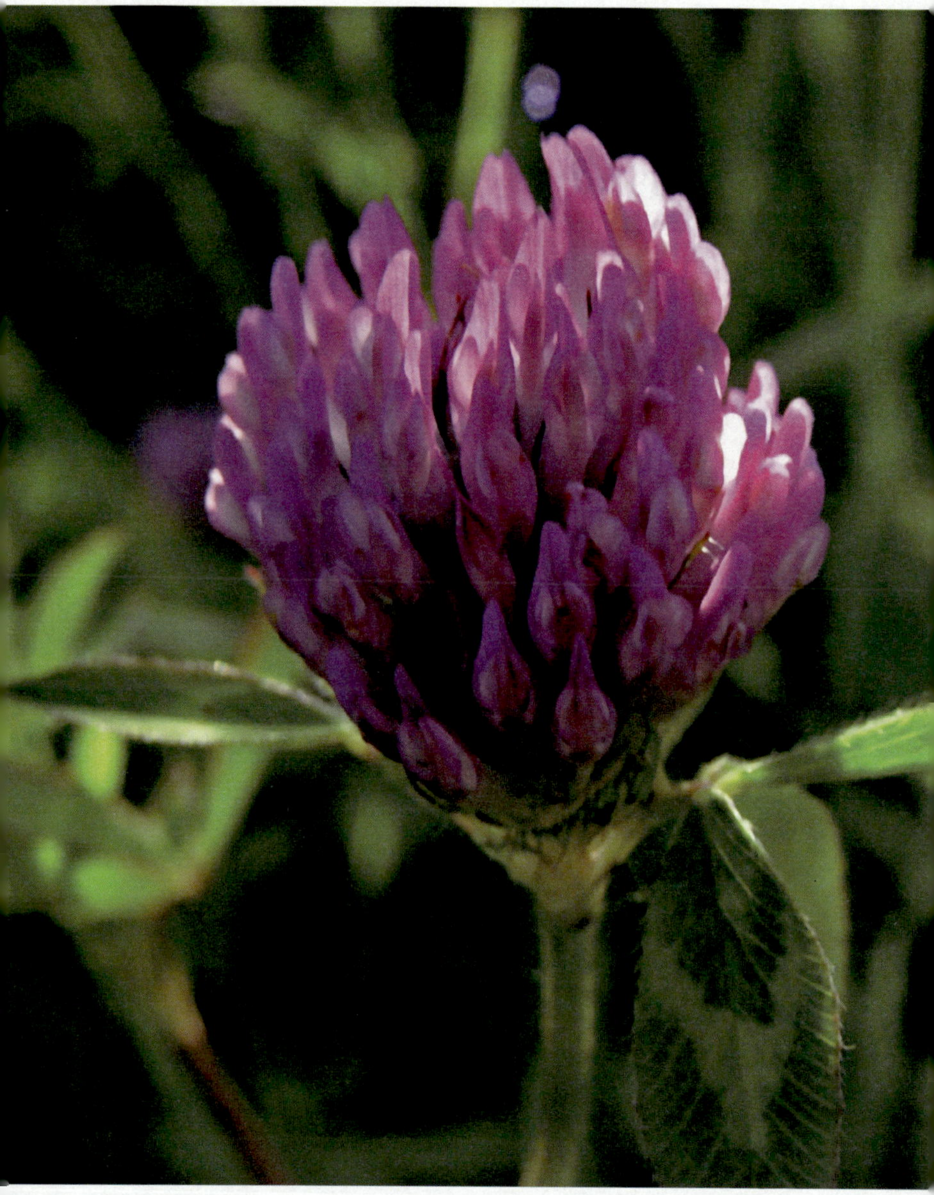

Klee *Trifolium hybridum*

Die Blüte der Bemutterung

Was Ihnen fehlt:
Entspannung
Emotionale Ausgeglichenheit
Unbefangenheit
Gefühl des Getragenwerdens
Umsorgt zu werden

Die Essenz des Klees schenkt die Schwingung eines glücklichen Kindes. Sie bringt den kindlichen Humor und die Leichtigkeit zurück ins Leben, besonders in Zeiten, in denen man von Traurigkeit wie erstarrt ist, man von Angst blockiert wird und das Leben sich von seiner ernsten und tragischen Seite zeigt.

Angst und Traurigkeit beherrschen nicht mehr das Leben. Sie weichen einem Gefühl des Getragenwerdens.

Die Kleeblüte tröstet, entspannt und hilft dabei, sich emotional zu entkrampfen.

Diese Essenz gibt dem Gefühl Raum, gut ernährt zu sein, umsorgt zu sein. Man fühlt sich mit allem verbunden und eingebettet. Das Leben wird wieder fröhlich und leicht.

Klee stärkt das innere Kind.

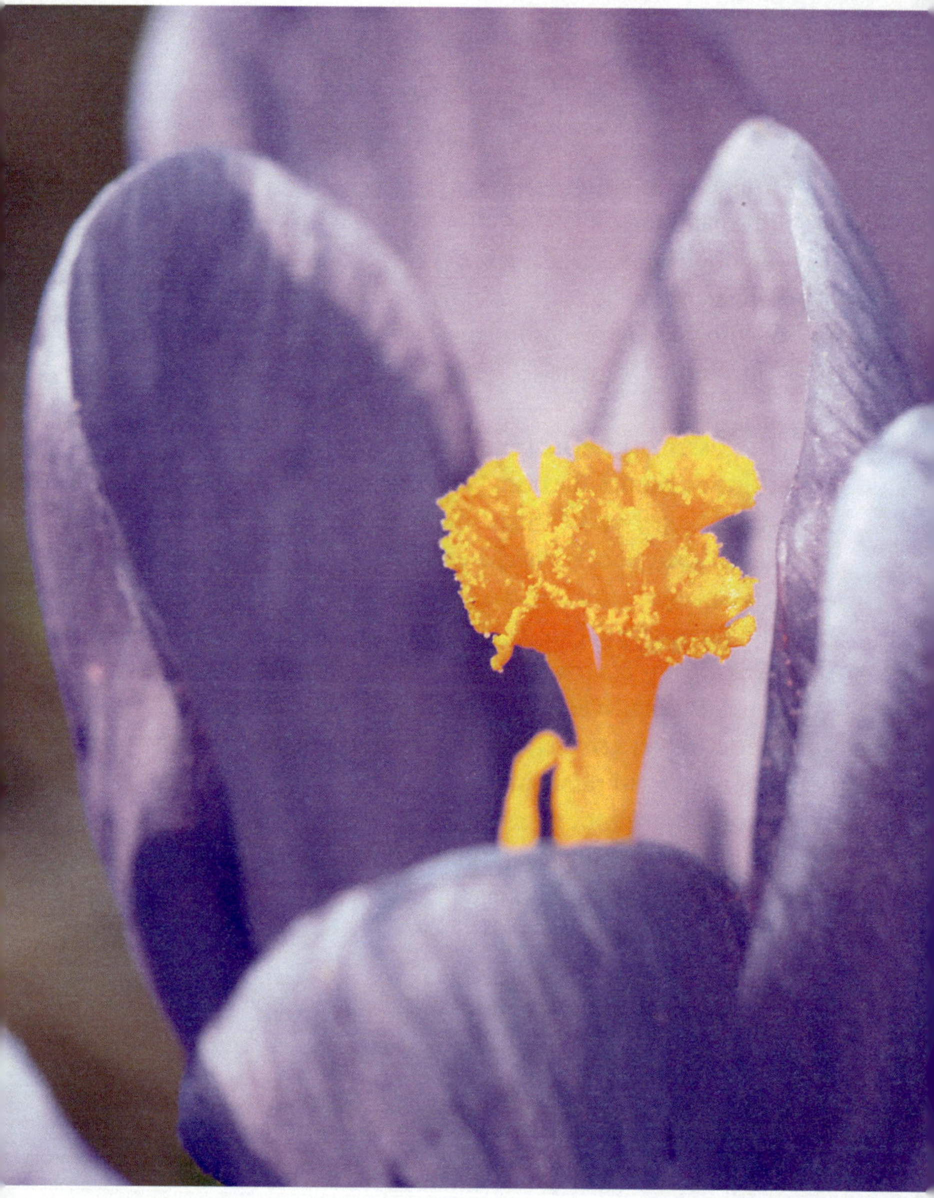

Krokus *Crocus albiflorus*

Die Blüte der Anderswelt

Was Ihnen fehlt:
Zugang zum Übernatürlichen
Ganzheitlicher, spiritueller Zugang zum Leben
Die Welt hinter der Welt
Das Unsichtbare

Die Essenz des Krokus öffnet den Weg in die Anderswelt.

Sie lässt uns erkennen und anerkennen, dass es eine Welt hinter der sichtbaren Welt gibt; dass das Leben größer ist als unsere reale, angreifbare Wirklichkeit. Ob Zufall, Schicksal oder Vorahnung – das Leben lässt sich nicht auf die materiellen, erklärbaren Aspekte reduzieren.

Mit dieser Einsicht eröffnet die Krokusblüte einen spirituellen, ganzheitlichen Zugang zum Leben.

Sie unterstützt, wenn man in Trance gehen möchte, schenkt Visionen und macht hellsichtig.

Durch ihren geerdeten Zugang zur Anderswelt nimmt diese Essenz auch die Angst vor Geistern und anderen ungewöhnlichen Erscheinungen.

Krokus ist die Tür in die andere Welt.

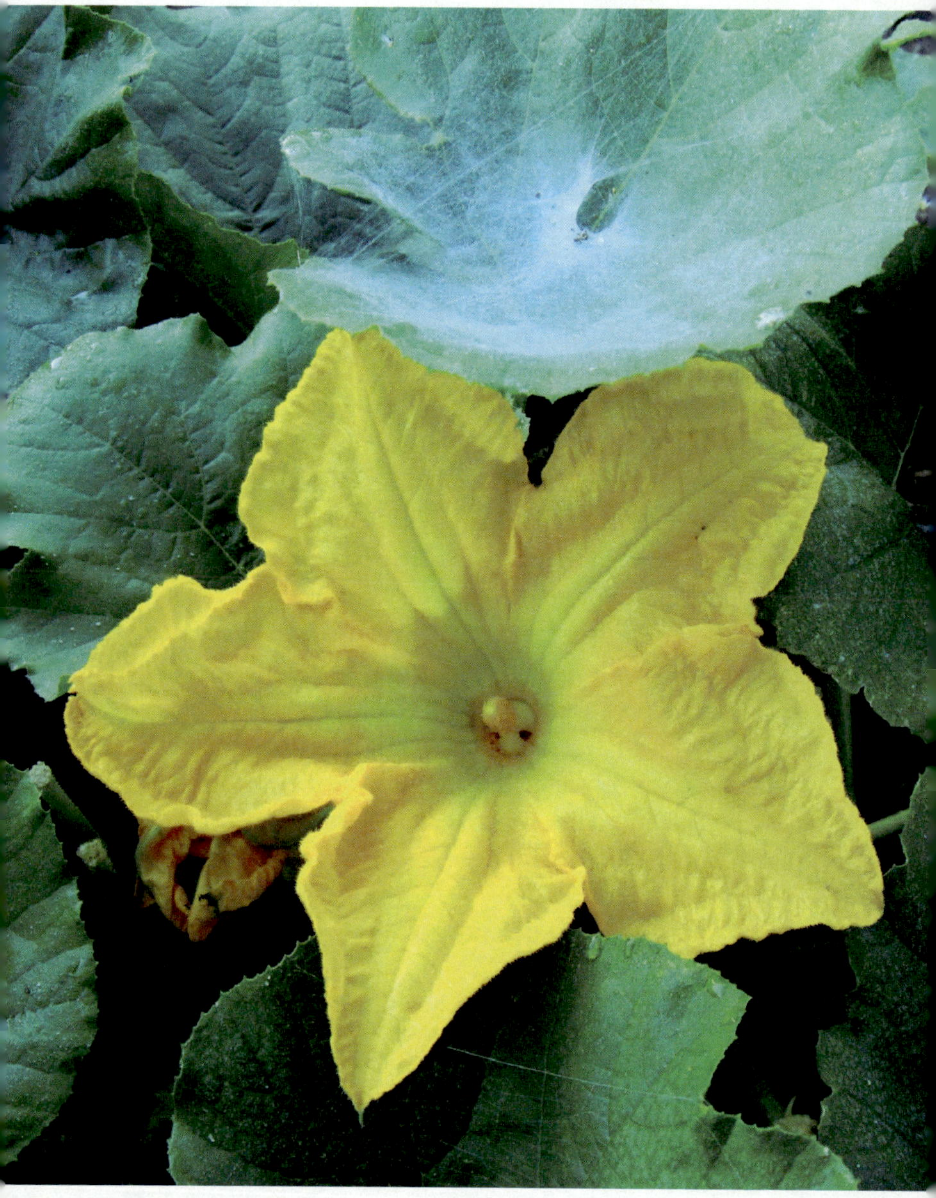

Kürbis *Cucurbita pepo*

Die Blüte der Körperlichkeit

Was Ihnen fehlt:
Leichtigkeit ohne den Halt zu verlieren
Sich als Körper zu spüren
Inneres Gleichgewicht
Stabilität
Freude am irdischen Dasein

Die Essenz der Kürbisblüte schenkt uneingeschränkte Lebensfreude: Freude am irdischen Dasein und Freude, ein Körper zu sein.

Die Kürbisblüte bringt inneres Gleichgewicht und Halt. Sie lässt den Körper angenehm spürbar werden. So kann sich der Wunsch auflösen, sich über Essen schwer zu machen, um nicht wegzufliegen.

Diese Blüte lässt ein neues Empfinden für den eigenen Körper zu. Er wird nicht mehr als Hindernis empfunden, sondern kann als Ausdruck dieser materiellen Welt erlebt werden.

Kürbis wirkt wie ein Anker, der uns körperliche Stabilität verleiht.

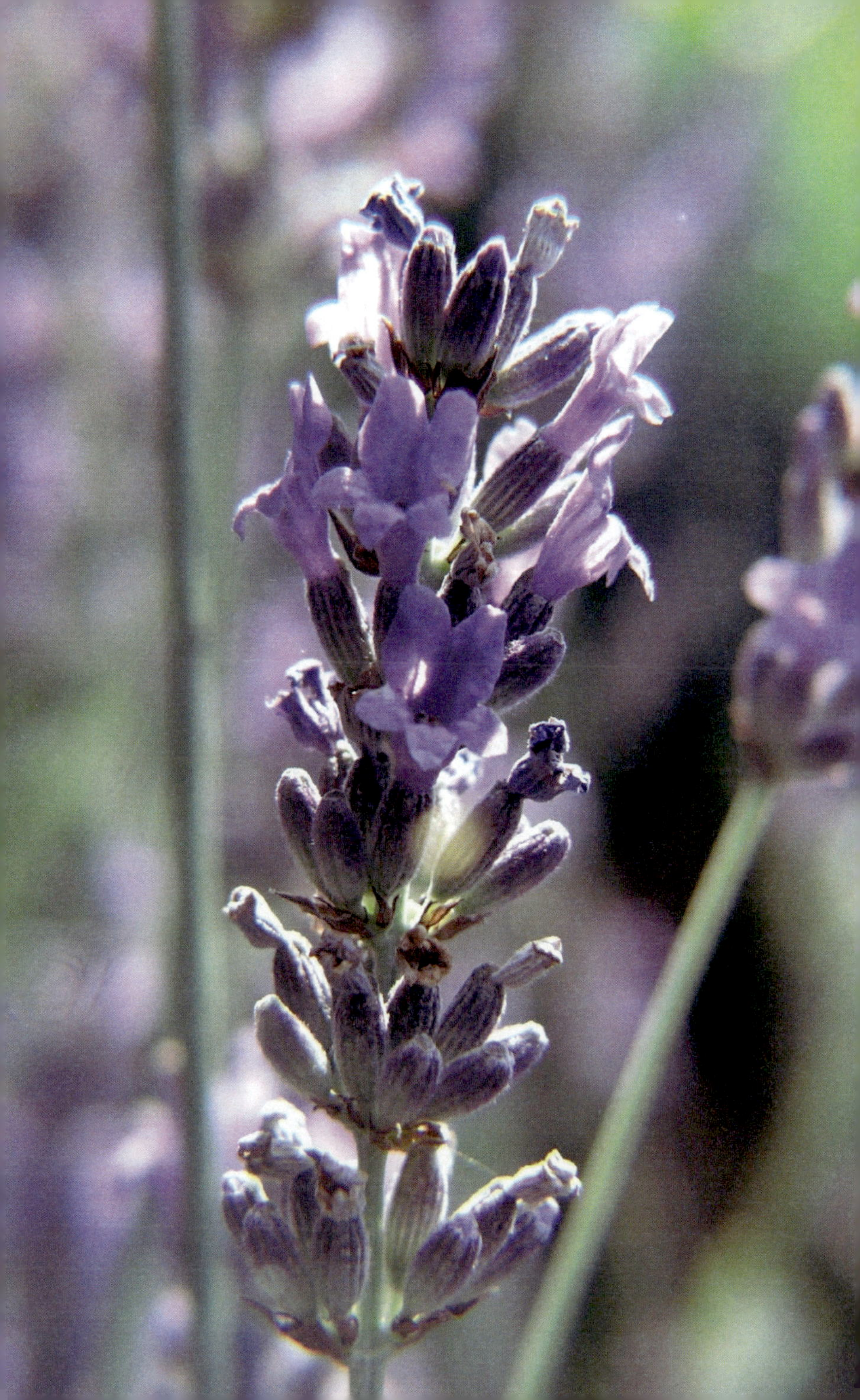

Lavendel *Lavandula angustifolia*

DIE BLÜTE DER ÜBERRASCHUNG

Was Ihnen fehlt:
Neue Ansichten
Neues Denken
Geistige Einbahnstraßen zu verlassen
Ungewöhnliches
Unerwartetes
Mut zum Außergewöhnlichen

Die Essenz des Lavendels schenkt die Gabe, völlig neu zu denken. Sie unterstützt dabei, die geistige Einbahnstraßen zu verlassen. Diese Blüte befreit von belastenden oder behindernden Emotionen. Man kann dadurch Situationen völlig neu betrachten. Die eigenen geistigen Reglementierungen und Begrenzungen werden aufgehoben.

Die Essenz der Lavendelblüte bringt das Ungewöhnliche und Unerwartete ins Leben zurück – die Überraschung.

Sie setzt Ihnen sozusagen die Narrenkappe auf den Kopf und lässt Sie mit einem Sprung über den Abgrund springen.

LAVENDEL STÜRTZT VORURTEILE UND DOGMEN.

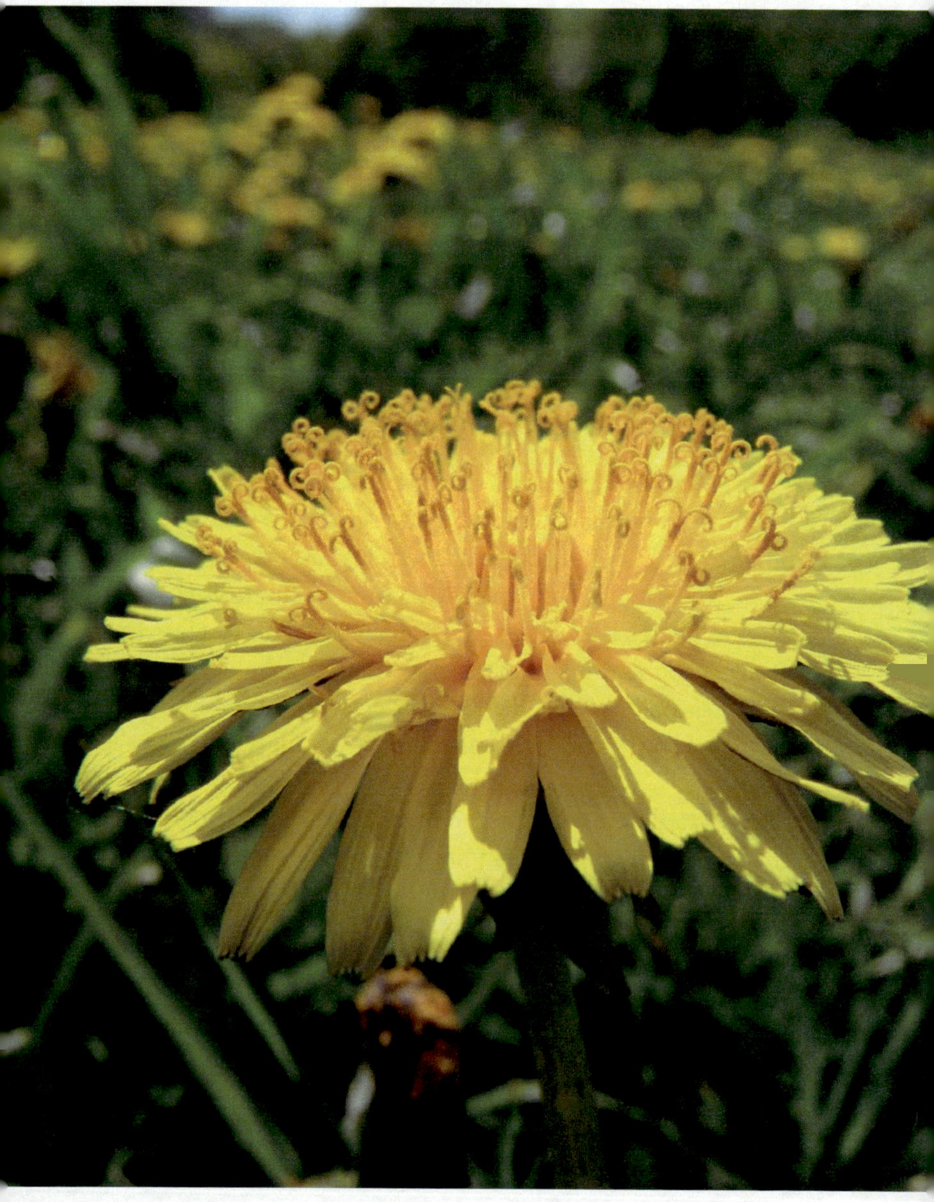

Löwenzahn *Taraxacum officinale*

Die Blüte des Loslassens

Was Ihnen fehlt:
Erdung und Bodenhaftung
Standfestigkeit
Emotionale Verspannungen lösen zu können
Neuer Zugang zur Realität
Flexibilität
Geistige Leichtigkeit
Eigene Impulse zu leben

Die Essenz des Löwenzahnes hat zwei Aspekte: Sie unterstützt Spannungen aufzulösen, die aus zurückgehaltenen Emotionen und|oder durch Stress verursacht wurden. Außerdem schenkt diese Blüte Erdung. Sie verleiht gute Bodenhaftung und Realitätsbezug. Beide Eigenschaften bleiben aber verbunden mit geistiger Leichtigkeit und Flexibilität.

Diese Essenz lässt die eigenen Impulse wahrnehmen, verstehen und ausleben.

Sie hilft dabei, sich auf körperlicher, geistiger und emotionaler Ebene zu entspannen.

Löwenzahn schenkt eine geerdete Flexibilität.

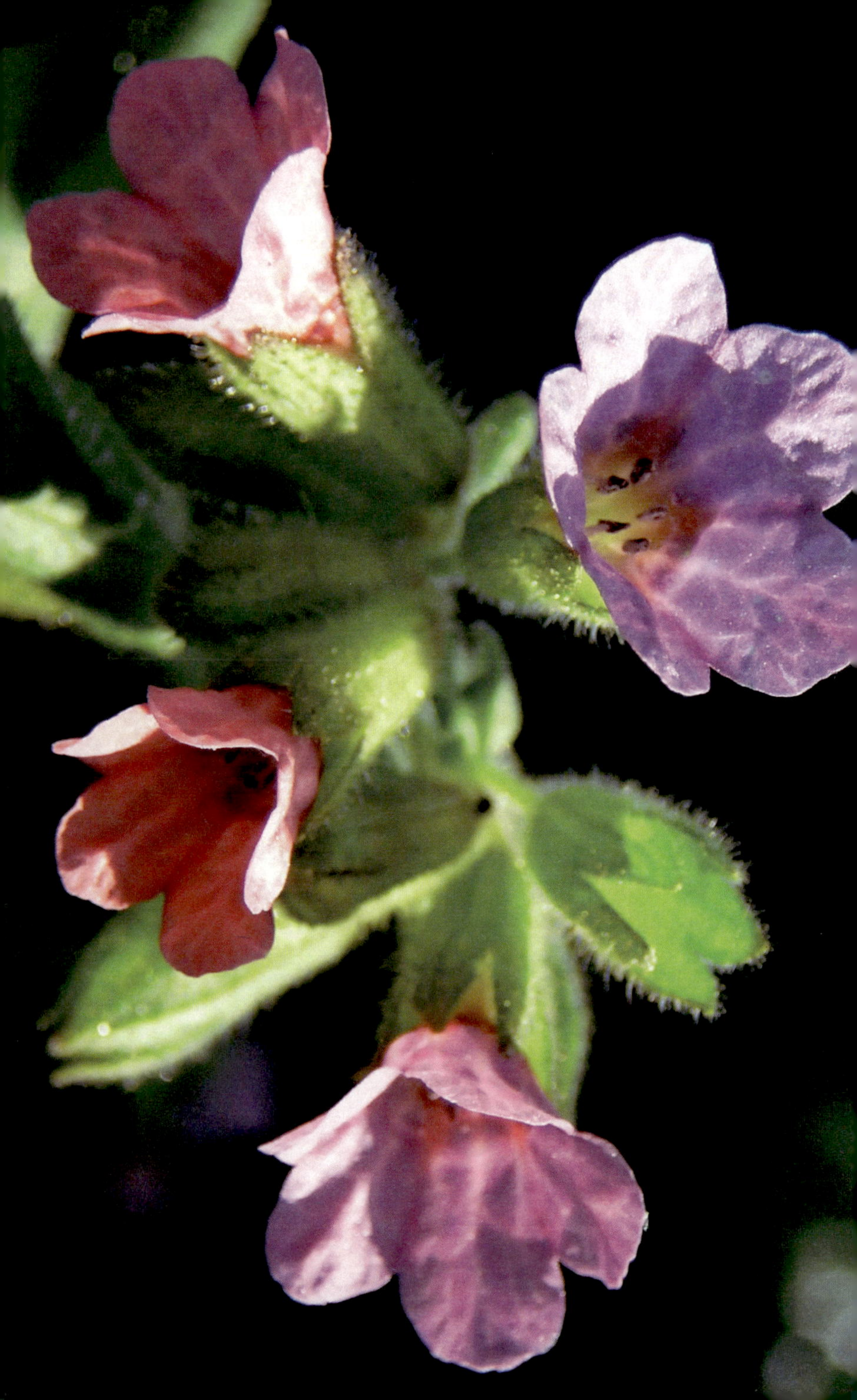

Lungenkraut *Pulmonaria officinalis*

Der Joker

Was Ihnen fehlt:
Geborgenheit
Dem Leben gewachsen zu sein
Sich selbst zu achten und zu beachten
Mut, es selbst zu versuchen
Eine unerwartete Lösung

Die Essenz des Lungenkrauts hilft, den Anforderungen des Lebens gewachsen sein. In Situationen größter Verlassenheit und Verzweiflung schenkt diese Blüte Mut und Zuversicht. Lungenkraut ist ein Joker. Sie sticht, wenn alle anderen Möglichkeiten nicht funktionieren, wenn man mit seinem Latein am Ende ist.

Die Blüte des Lungenkrauts ist für Zeiten da, wenn nichts mehr hilft und alle Auswege wie abgeschnitten erscheinen. Sie zeigt den genialen Trick, die unerwartete Lösung, die Tapetentür in der Wand. Man nimmt sein Leben und Schicksal in die Hand.

Lungenkraut lässt das Undenkbare denken, das Ungewöhnliche wagen und das Unerwartete tun.

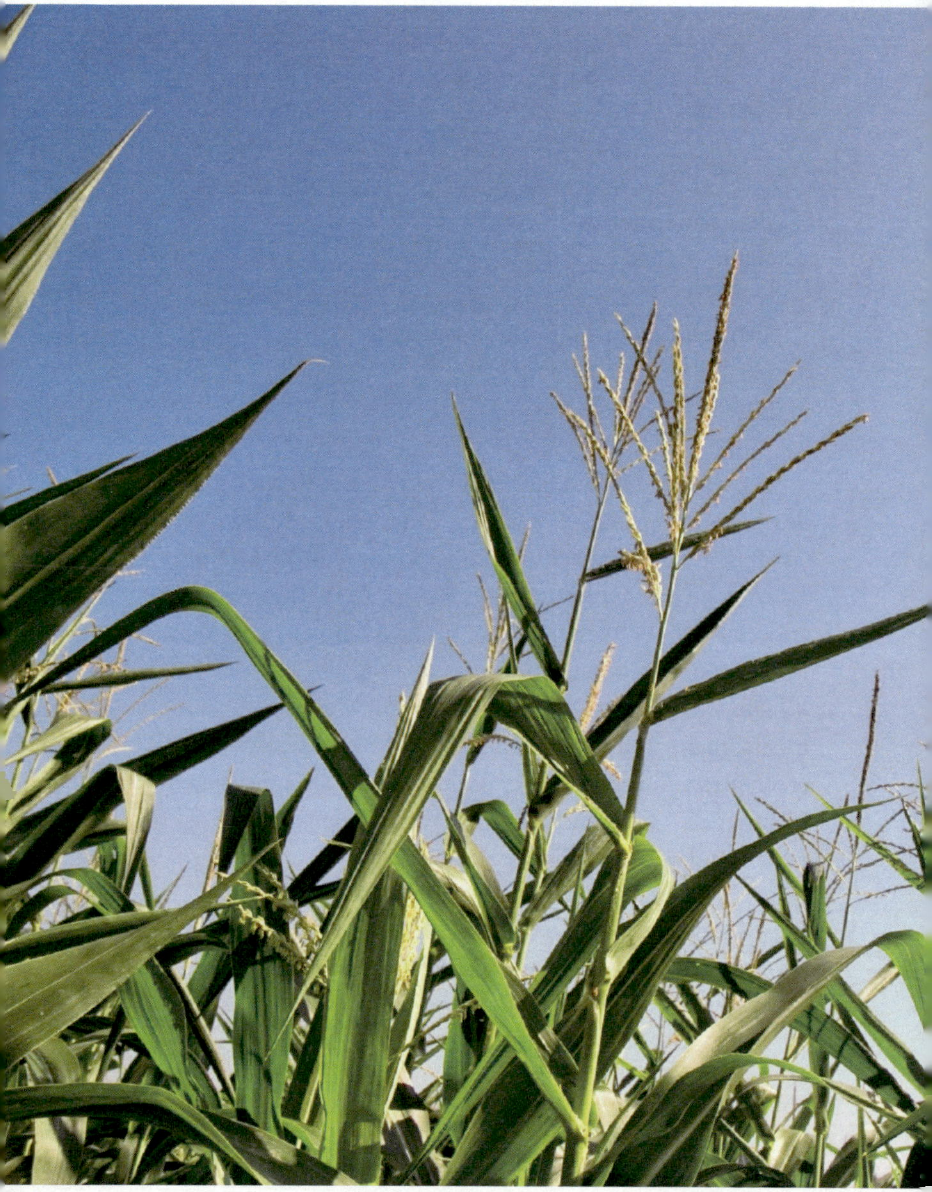

Mais *Zea mays*

Die Stabilitätsblüte

Was Ihnen fehlt:
Großzügigkeit
Vertrauen in die Zukunft
Stabilität
Das Gefühl, Boden unter den Füßen zu spüren
Ernährt zu werden

Die Essenz des Mais schenkt Stabilität im Leben.

Die Angst zu verhungern oder auf Vorrat essen zu müssen, weicht dem Versprechen: Es wird auch morgen noch genug Nahrung geben, denn Essen wächst jederzeit und überall aus der Erde. Über dieses Versprechen kann neues Vertrauen in die Zukunft wachsen.

Die Maisblüte macht offen und freigebig, denn es ist genug für alle da.

Über ihre natürliche und begreifbare Schwingung lässt diese Essenz ein neues und vertrauensvolles Verhältnis zur Erde entstehen; einer Erde, die Boden und Nahrung real werden lässt.

Mais macht satt und zufrieden.

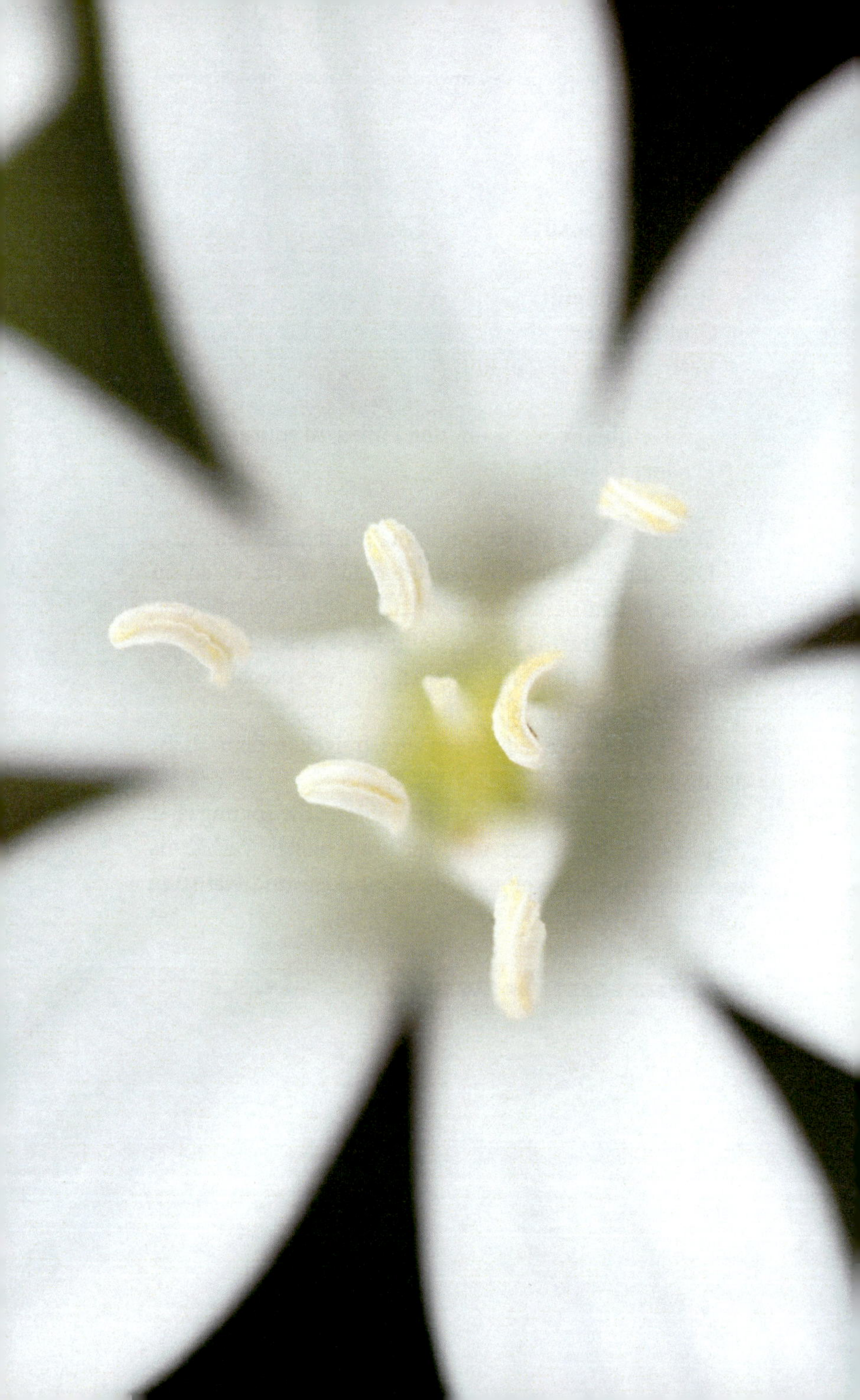

Milchstern *Ornithogalum umbellatum*

Die Trauma-Blüte

Was Ihnen fehlt:
Die Vergangenheit hinter sich lassen zu können
Trauma und Schmerz zu bewältigen
Einen erlittenen Schock aufzulösen
Wieder Fühlen zu können
Freude am Leben

Die Essenz des Milchsterns ist der große Seelentröster und Schmerzbesänftiger unter den Blüten. Sie hilft, traumatische Erlebnisse und schmerzliche Erfahrungen loszulassen und lindert die Folgen von einem erlittenen Schock oder Trauma.

Diese Blüte löst die seelische Schonhaltung auf, in der nichts mehr gefühlt wird. Sie unterstützt es, alle Erlebnisse zu integrieren und sie als wichtigen Bestandteil der eigenen Persönlichkeitsentwicklung anzunehmen.

Der Milchstern tröstet, besänftigt und macht so einen Neuanfang möglich.

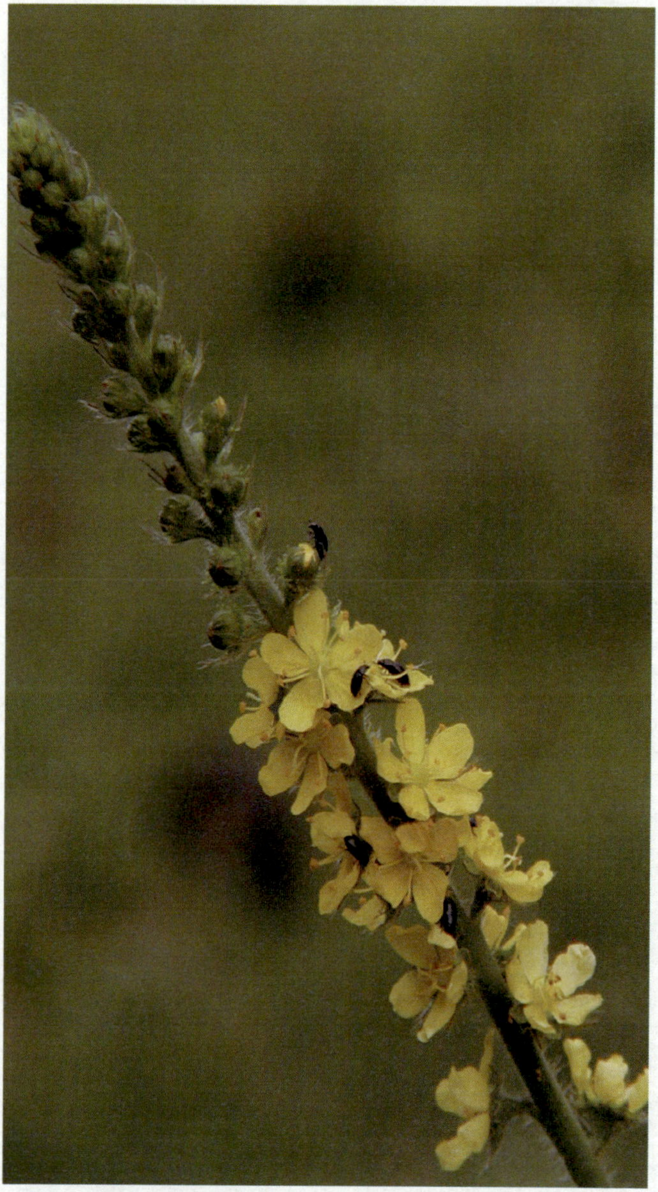

Odermennig *Agrimonia eupatoria*

Die Blüte des inneren Friedens

Was Ihnen fehlt:
Vertrauensvolle Beziehungen
Sich anderen zu zeigen
Ihre Schwächen zuzulassen
Konflikte konstruktiv zu lösen
Um Hilfe bitten zu können

Die Essenz des Odermennig hilft, alle Facetten des eigenen Wesens zu zeigen, und nicht nur einzelne Teile der Persönlichkeit.

Die Angst, dass danach Sympathie und Freundschaft entzogen würden, weicht dem Vertrauen in die Reaktion der Freunde. Es werden wahrere und tiefere Beziehungen möglich.

Die Blüte unterstützt, das eigene Innenleben mit den zwischenmenschlichen Beziehungen in Einklang zu bringen.

Mit dieser Blüte bleiben der Humor und die Fröhlichkeit, aber die Masken und der Pausenclown haben ausgedient. Sorgen und Nöte können offenbart werden, sodass Hilfsangebote von Mitmenschen möglich sind. Konflikte werden offen angesprochen und konstruktiv gelöst.

Odermennig ist die Blüte für Selbstwert, Offenheit und inneren Frieden.

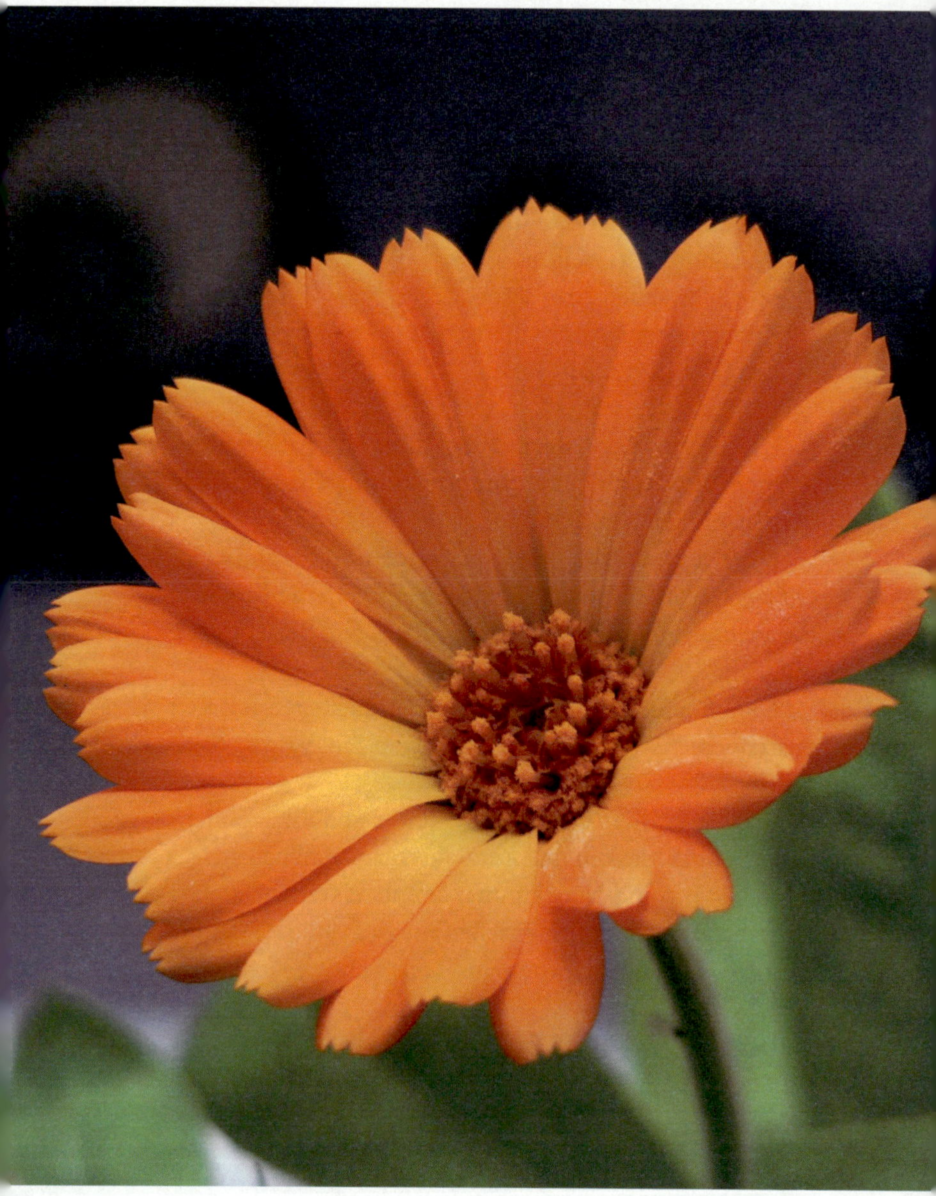

Ringelblume *Calendula officinalis*

Die Blüte der Kommunikation

Was Ihnen fehlt:

Gespräche
Sich leicht und verständlich ausdrücken zu können
Den roten Faden beim Zuhören zu behalten
Gehörtes vollständig zu erfassen und zu merken
Zwischentöne in einem Gespräch zu hören

Die Essenz der Ringelblume unterstützt uns in unserer Kommunikation. Sie lässt uns den Sinn gesprochener oder gelesener Worte erfassen und konzentriert einem Gespräch folgen. Die Ringelblume hilft dabei, sich dem Sprechtempo und -rhythmus unseres Gegenübers anzupassen. So können wir das Gesprochene leichter aufnehmen.

Diese Blüte verleiht aber auch die Fähigkeit, sich selbst klar und verständlich auszudrücken, zu sagen, was einem am Herzen liegt.

Die Ringelblume dient beiden Aspekten der Kommunikation: dem Aufnehmen und dem Aussprechen.

Die Blüte der Ringelblume lässt hören und verstehen.

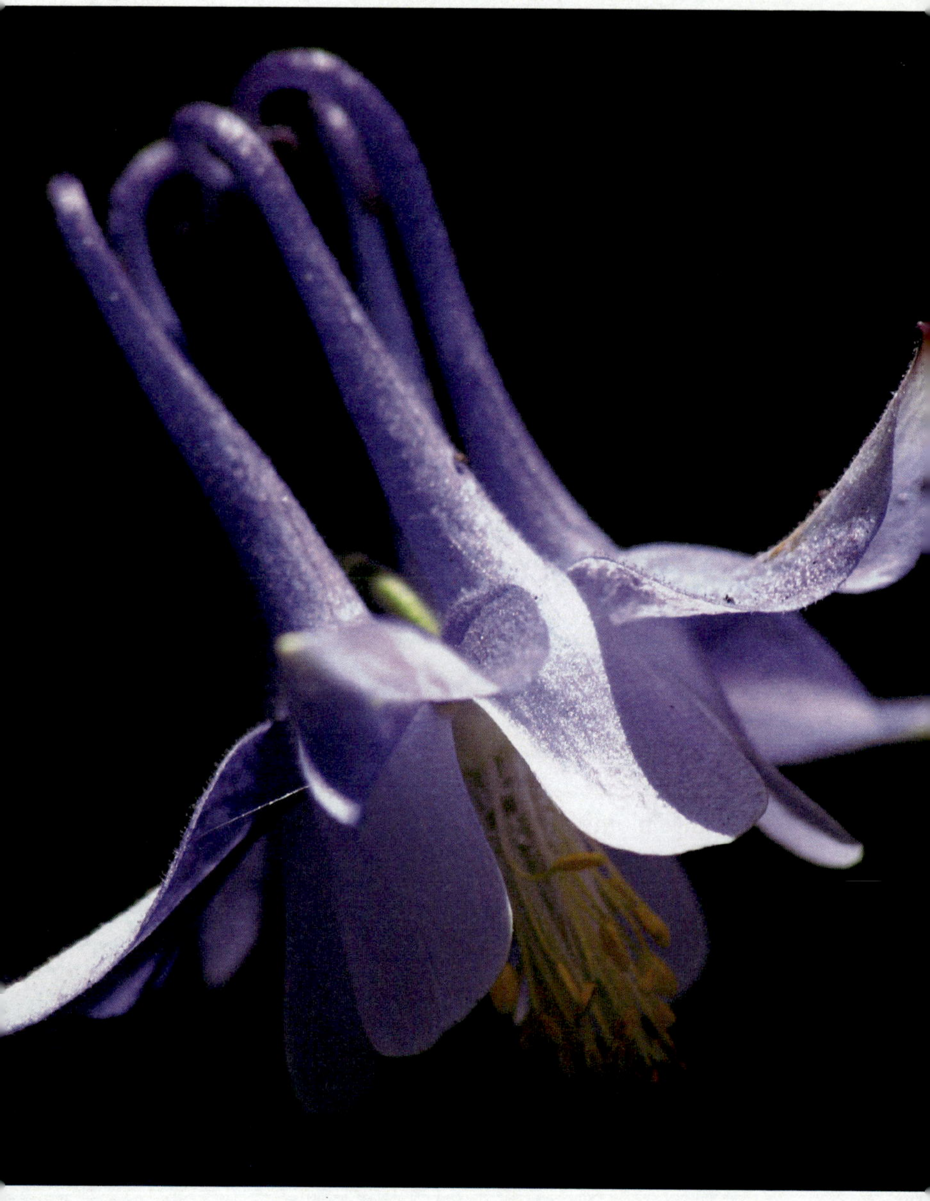

Rittersporn *Delphinium staphisagria*

Die Blüte der Ritterlichkeit

Was Ihnen fehlt:
Lebendigkeit
Ehre und Wertschätzung
Wut und Zorn äußern zu können
Selbstbewusstsein
Grenzen zu ziehen

Die Essenz des Rittersporns weckt den Ritter in unserer Seelenwelt.

Sie bringt die erstarrten und leblosen Aspekte unseres Lebens wieder in Fluss.

Diese Essenz bewirkt, dass Wut ausgedrückt werden kann. Die eigenen Grenzen werden für andere sichtbar gezogen, Demütigungen werden nicht mehr lautlos hingenommen.

Die Blüte des Rittersporn schenkt ein klares und selbstbewusstes Auftreten, ohne dabei die guten Manieren zu vergessen. Sie wahrt freundlich aber bestimmt die eigenen Grenzen.

Immer freundlich, immer höflich, aber bestimmt.

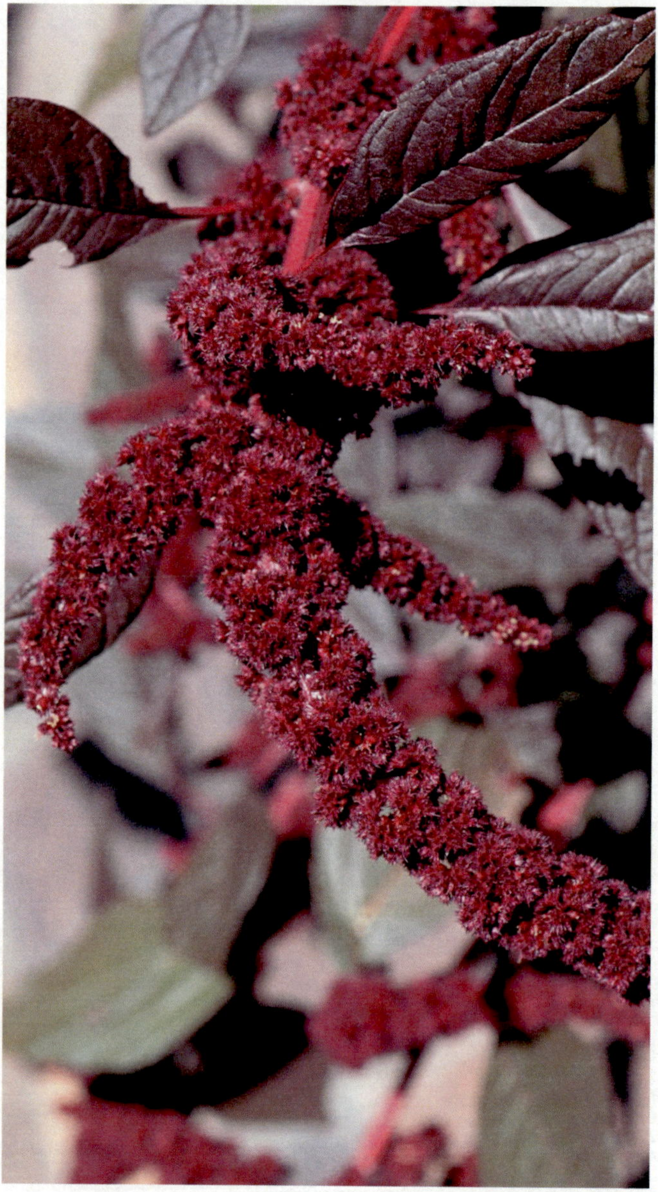

Roter Meier *Atriplex hortensis*

Die Blüte für den Genuss

Was Ihnen fehlt:
Genuss
Sich etwas zu gönnen
Ihre Talente zu nutzen
Das Vorhandene zu genießen

Die Essenz des Roten Meier (Guter Heinrich / Gartenmelde) bringt Sicherheit und Genussfähigkeit ins Leben. Sie wandelt stures Festklammern an Besitz in ein gesundes Erhalten, Bewahren und Vermehren. Man beginnt das Vorhandene zu genießen und hat nicht länger das Gefühl, dass man nie genug bekommt, egal wie viel man hat.

Mit dieser Essenz kann man bewusst seinen Wert und seine Begabungen erkennen. Man beginnt seine Talente so zu verwerten, dass sie den größtmöglichen Nutzen bringen. Durch die sich daraus ergebende Produktivität, auf materieller und geistiger Ebene, erlangt man Sicherheit. Man ist mit dem zufrieden, was man hat, und kann es genießen und vermehren.

Roter Meier lehrt geniessen.

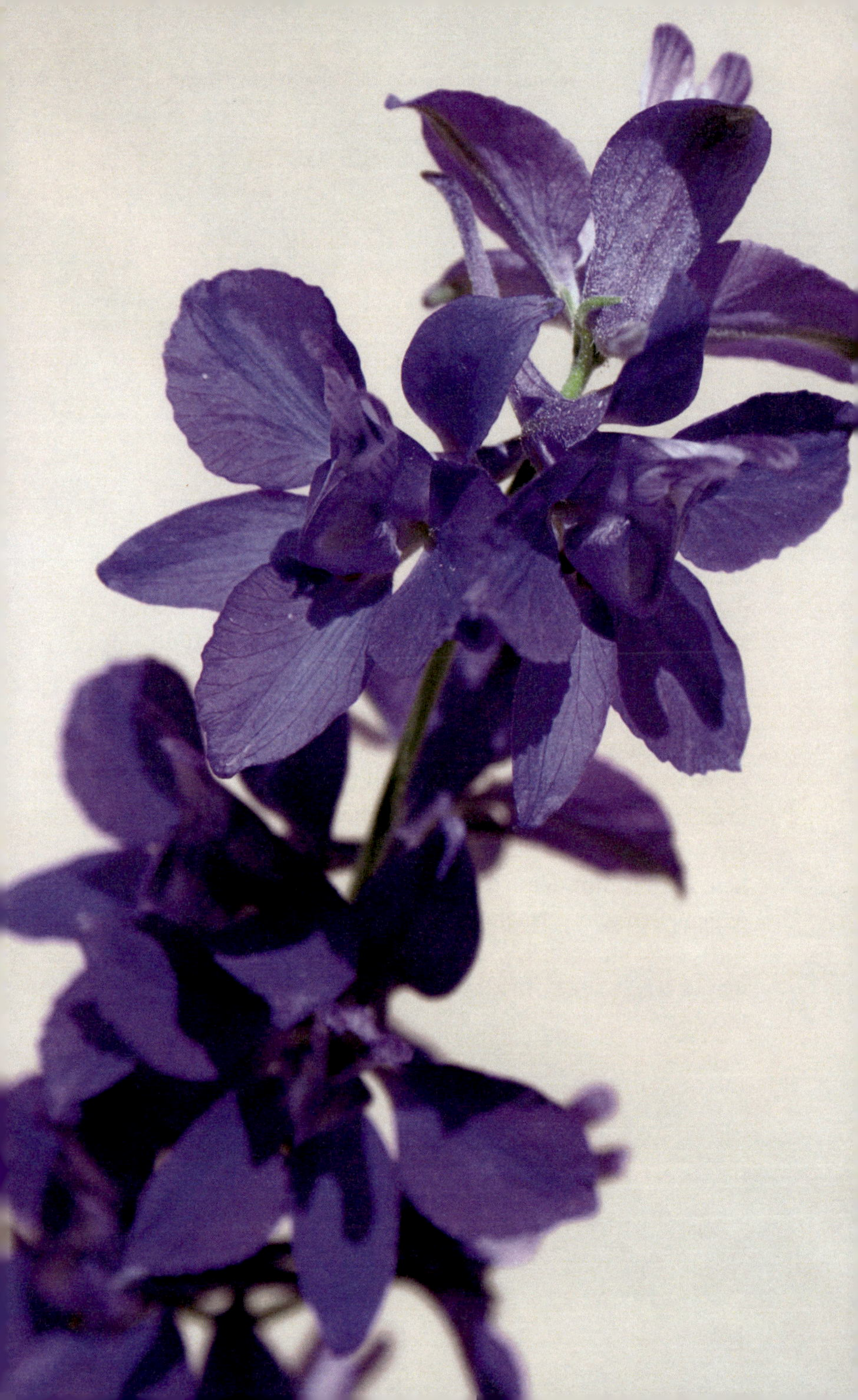

Salbei *Salvia officinalis*

Die Blüte der Synthese

Was Ihnen fehlt:

Neue Perspektiven
Kopf und Bauch zusammenzubringen
Sinn und Ziel im Leben
Ausgeglichenheit von Rationalität und Intuition
Leben in seiner ganzen Fülle zu erfahren

Die Essenz des Salbei integriert kognitive und emotionale Erfahrungen. Sie schenkt die Erkenntnis, dass das Leben nicht allein aus Verstand, Rationalität und Logik besteht, aber auch nicht nur aus Fühlen, Fantasie und Intuition.

Die Synthese beider Seiten birgt die Erkenntnis; sie erweitert die Perspektive und eröffnet so einen neuen Sinn im Dasein. Durch die Verschmelzung dieser beiden Wahrnehmungsbereiche kann das Leben in seiner ganzen Fülle und Bandbreite erlebt werden.

Einzelne Lebensabschnitte werden als Etappen auf dem gesamten Lebensweg erkannt, der dadurch deutlicher gesehen werden kann.

Salbei macht das Erleben ganzheitlich.

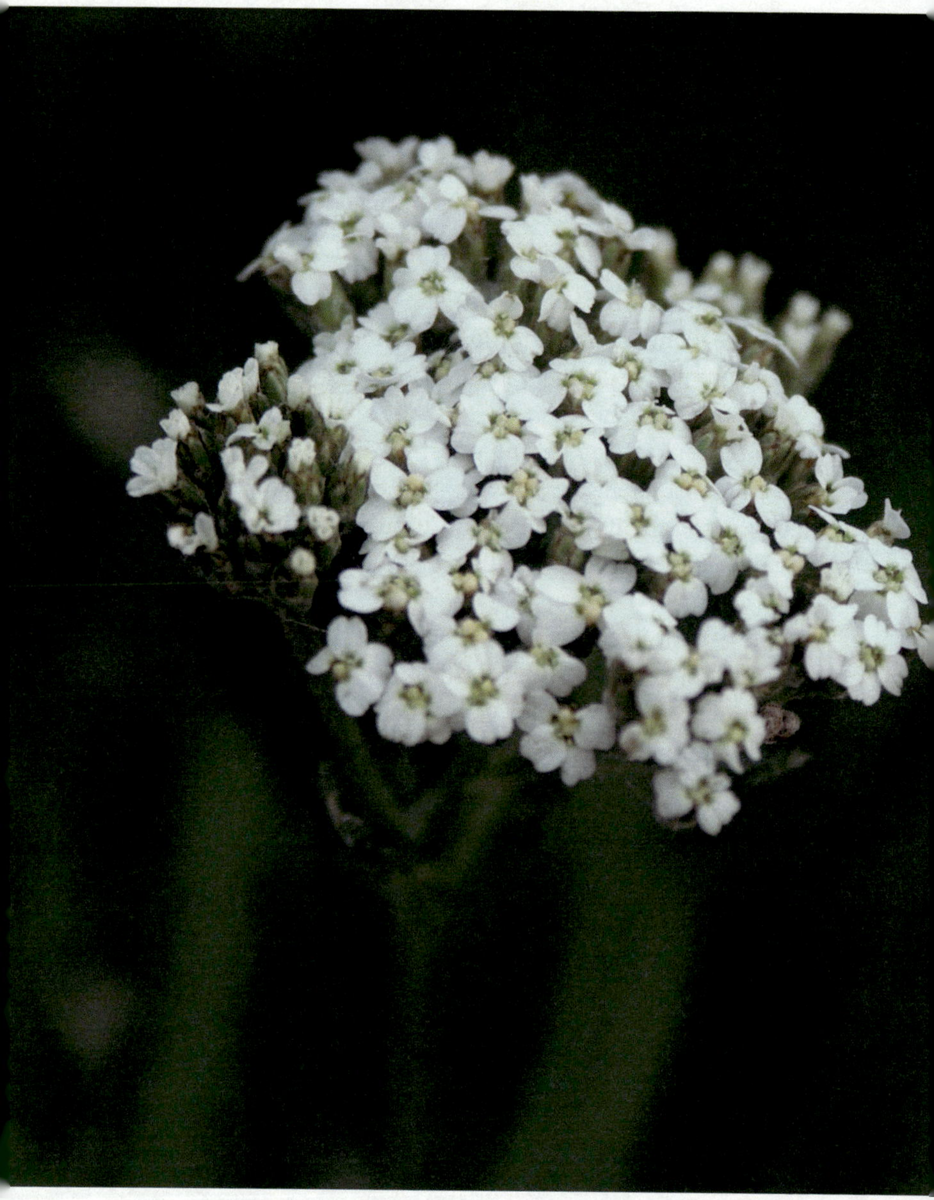

Schafgarbe *Achillea millefolium*

Die Blüte des Schutzes

Was Ihnen fehlt:
Schutz vor seelischer Verwundung
Balsam für Ihre seelischen Wunden
Sicherheit
Innerer Halt
Geborgenheit

Die Schafgarbe ist die Blüte des Schutzes. Seelische Wunden, die geschlagen wurden und nicht heilen wollen, können sich mit dieser Blüte schließen. Sie kann sogar Schutz vor seelischer Verwundungen bieten.

Die Essenz der Schafgarbe schirmt vor äußeren Einflüssen ab und kann so ein guter Begleiter in Zeiten der Veränderung sein. Sie verbreitet eine Schwingung der Sicherheit und des inneren Halts.

Sie öffnet Frauen einen Zugang zu ihrer weiblichen Identität und Männern ein gutes und angemessenes Verhältnis zum Prinzip Weiblichkeit. Die Schafgarbe öffnet einen seelischen Raum der Geborgenheit, in dem sich Überempfindlichkeiten und Unsicherheiten lösen können.

Schafgarbe ist der Schutzmantel für stürmische Zeiten.

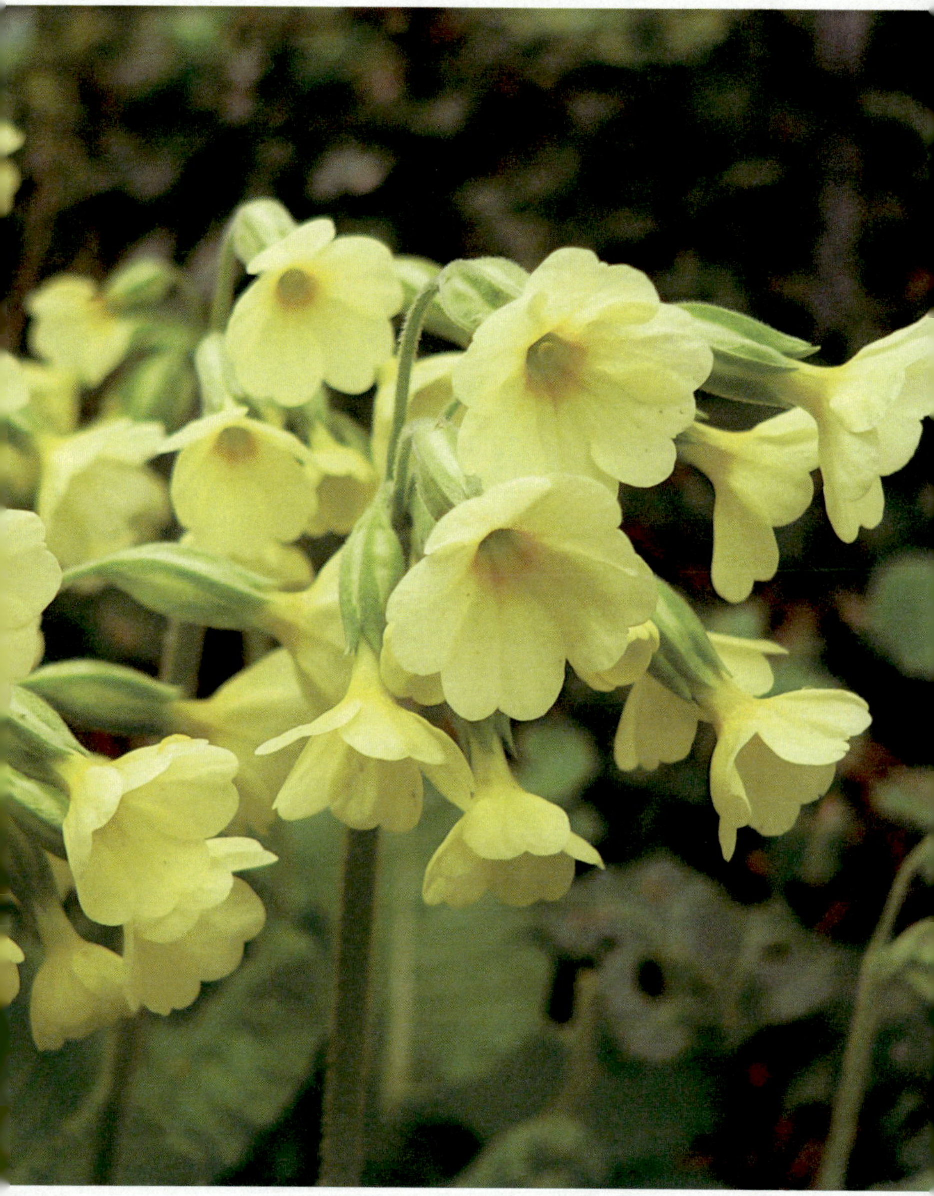

Schlüsselblume *Primula veris*

Die Blüte des eigenen Potentials

Was Ihnen fehlt:
Vertrauen in die eigene Intuition
Mut, sich Problemen ohne fremde Hilfe zu stellen
Sich den Anforderungen des Lebens gewachsen zu fühlen
Keine Angst vor den Erwartungen der anderen zu haben

Die Essenz der Schlüsselblume verschafft Zugang zum eigenen Potential. Sie hilft Selbstzweifel und Erwartungsängste loszulassen.

Sie gibt Zuversicht und Optimismus. Minderwertigkeitsgefühle treten in den Hintergrund, und man beginnt seine Fähigkeiten zu schätzen. Durch diese neue Selbstsicherheit bekommt man Mut, sich den Problemen zu stellen und es wenigstens einmal allein zu versuchen.

Mit der Blüte der Schlüsselblume beginnt man wieder auf die eigene Intuition zu hören und ihr zu vertrauen.

Schlüsselblume lässt selbstständig handeln.

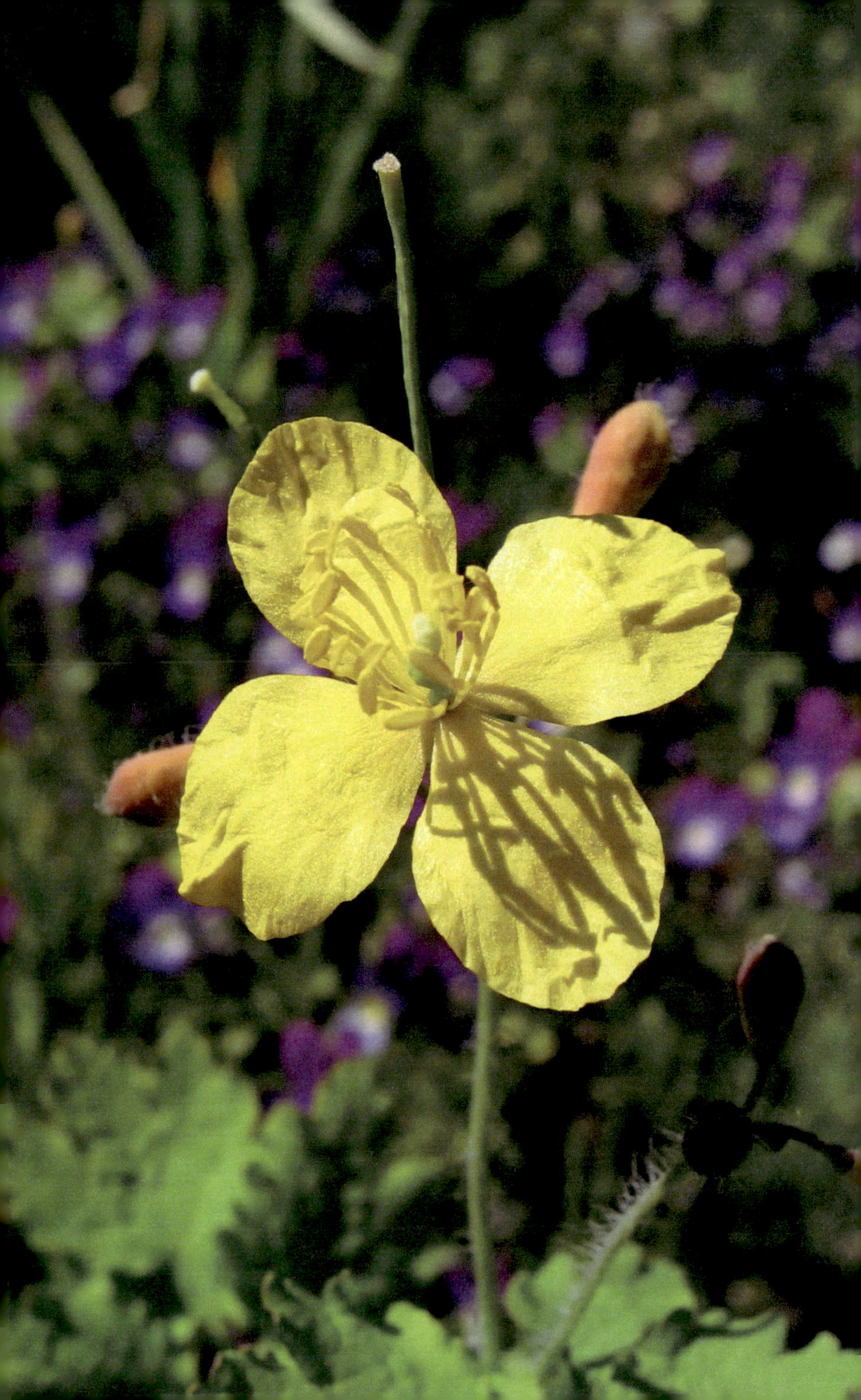

Schöllkraut *Chelidonium majus*

Die Blüte des eigenen Raumes

Was Ihnen fehlt:
Durchsetzungskraft
Authentizität
Sich nicht mehr anzupassen
Nein sagen zu können
Mut, zu den eigenen Fehlern zu stehen
Die eigenen Wünsche zu beachten

Die Essenz des Schöllkrauts schenkt die Fähigkeit, sich selbst Raum zu geben. Eigene Fehler sind keine Katastrophe mehr. Man lernt Nein zu sagen, und die eigenen Bedürfnisse werden ins Blickfeld gerückt.

Auseinandersetzungen, die daraus entstehen, werden nicht mehr vermieden, sondern mutig angegangen.

Mit dieser Blüte sind andere Menschen nicht mehr das Maß aller Dinge, sondern man rückt selbst ins Zentrum.

Trotzdem verliert man weder seine Umwelt aus den Augen, noch wird das Feld der Herzlichkeit verlassen. Die Prioritäten ändern sich jedoch.

Schöllkraut lässt im eigenen Leben mehr Raum einnehmen.

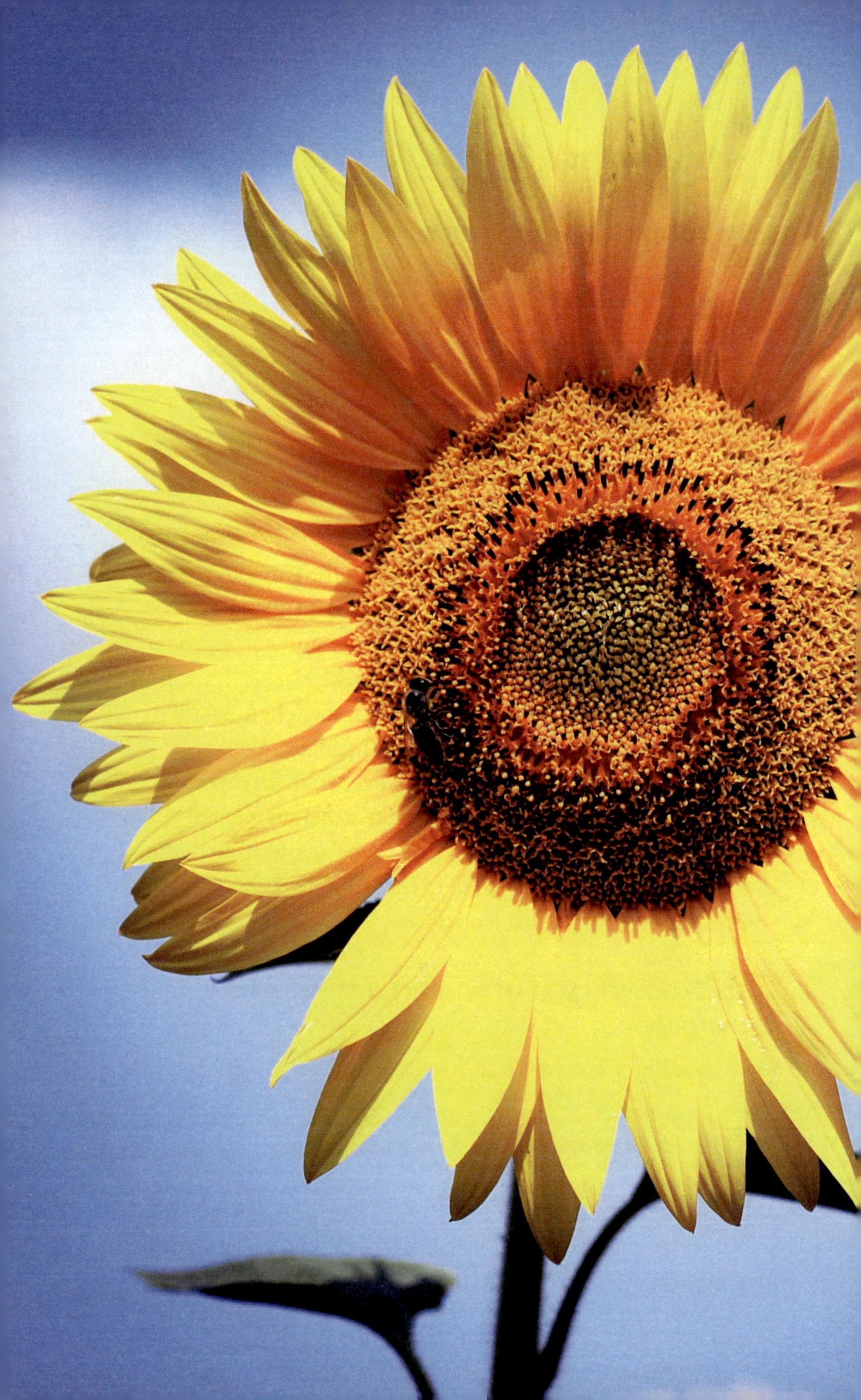

Sonnenblume *Helianthus annuus*

Die Blüte für Wachstum und Fülle

Was Ihnen fehlt:
Mut zur Sichtbarkeit
Ihr eigenes Licht leuchten zu lassen
Durchsetzungskraft
Das eigene Ich in den Mittelpunkt zu stellen

Die Essenz der Sonnenblume schenkt Ausdehnung, Wachstum und Fülle. Mit ihr beginnt das eigene Leuchten und Strahlen, weithin für alle sichtbar. Die Angst, von anderen gesehen zu werden, kann weichen und man fürchtet die Blicke der Mitmenschen nicht mehr.

Diese Blüte stärkt das eigene Ich und rückt es in den Mittelpunkt.

Sie verleiht Leichtigkeit und Durchsetzungskraft.

Die Blüte der Sonnenblume lässt das eigene Ich wachsen und reifen, man gewinnt an Selbstsicherheit.

Sie verleiht das Wissen, dass alles gut wird und die nötigen Geschenke des Lebens zur rechten Zeit kommen.

Sonnenblume ist die Blüte des gesunden Egoismus.

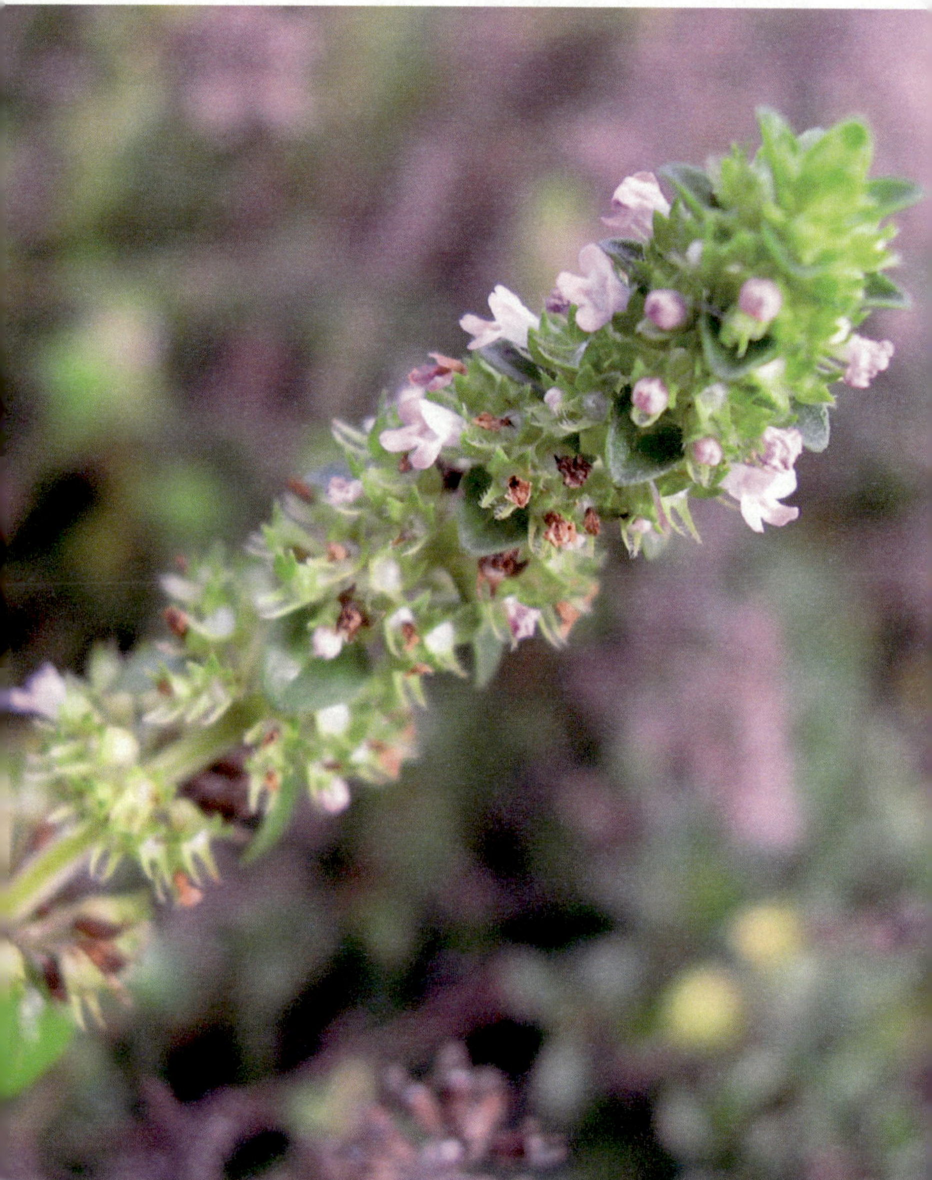

Thymian *Thymus vulgaris*

DIE BLÜTE DES MUTES

Was Ihnen fehlt:
Zivilcourage
Aktiv zu werden
Wachheit
Urvertrauen
Tapferkeit

Die Essenz des Thymians bringt verlorenen Mut ins Leben zurück.

In Zeiten, in denen man durch einen Schicksalsschlag das Gefühl hat, das Leben müsse still stehen, nimmt Thymian die Angst und lässt das Leben wieder in Fluss kommen. Diese Essenz führt ins Leben zurück. Sie beruhigt und lässt das Urvertrauen wiederkehren. Thymian bringt die Botschaft, dass das Leben selbst nicht unser Feind ist.

Die Blüte des Thymians macht uns aktiv und verleiht die zum Handeln nötige Zivilcourage. Unsere Seele wird stark, und wir stellen uns den Anforderungen.

Thymian aktiviert unser inneres Alarmsystem; wir werden wach und aufmerksam.

THYMIAN MACHT TAPFER.

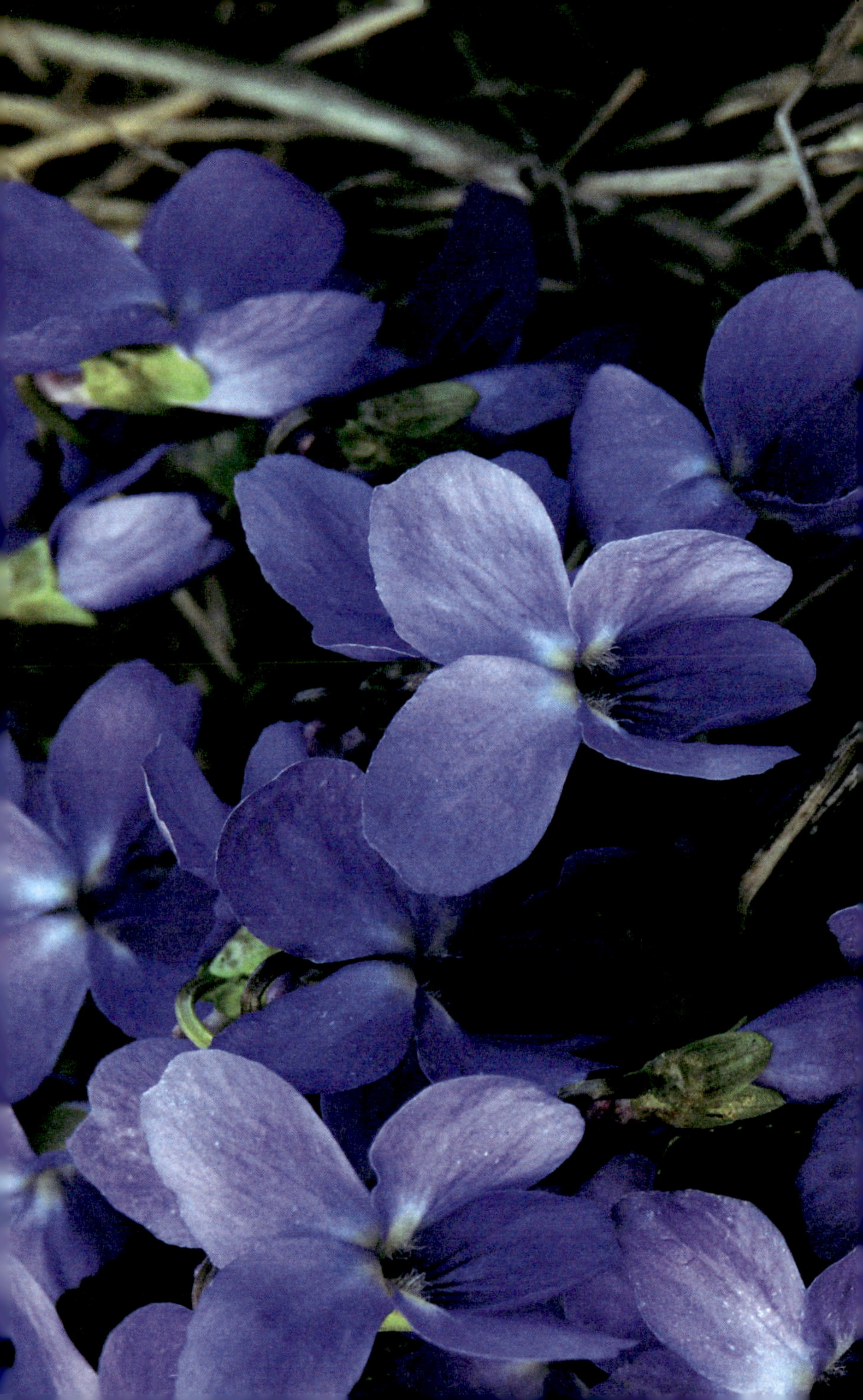

Veilchen *Viola odorata*

Die Blüte des Vertrauens

Was Ihnen fehlt:
Ein ausgewogenes Gefühl für den eigenen Wert
Kontakt zu Menschen
Vertrauen zu anderen Menschen
Freude an der Begegnung mit anderen Menschen

Die Essenz des Veilchens schenkt Vertrauen. Sie macht Mut, sich anderen Menschen zu öffnen.

Diese Blüte vermittelt ein ausgewogenes Gefühl für den eigenen Wert und lässt darüber einen selbstsicheren Kontakt zu anderen Menschen entstehen.

Das Gefühl, in Gruppen die eigene Sicherheit zu verlieren, kann somit einer neuen Freude an der Begegnung weichen.

Die Blüte des Veilchens öffnet den Weg in ein Leben innerhalb der Gesellschaft. Der Rückzug kann beendet werden, die Schüchternheit wird abgelegt.

Veilchen lässt das Leben in freudvoller Begegnung erfahren.

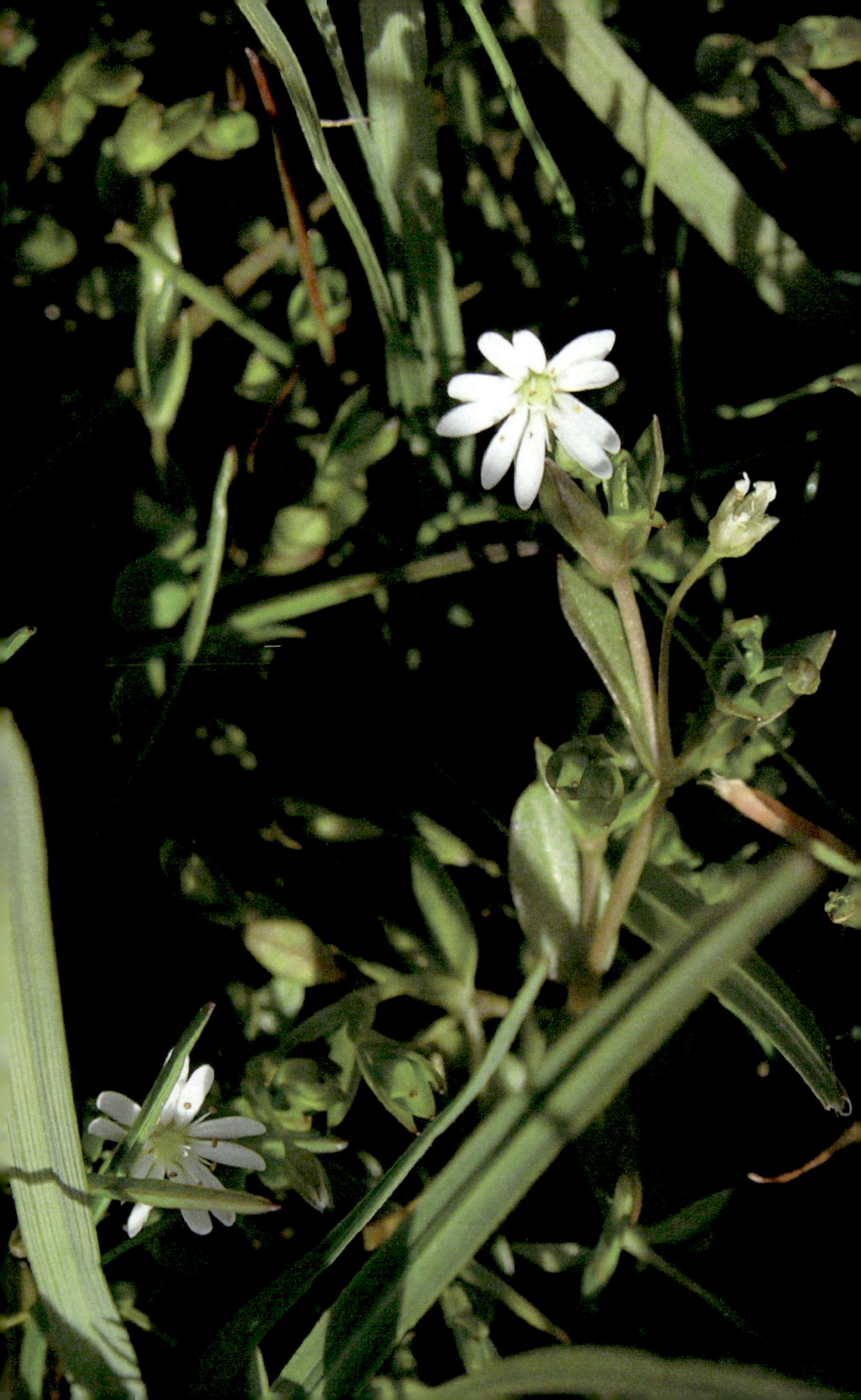

Vogelmiere *Stellaria media*

Die Blüte der Barmherzigkeit

Was Ihnen fehlt:
Spontaneität
Flexibilität
Weichheit und Empfindsamkeit
Kommunikation
Nähe

Die Essenz der Vogelmiere macht das Herz weich und offen. Man wird wieder für seine Mitmenschen empfindsam und muss nicht mehr alles und alle auf Abstand halten. Im Umgang mit anderen Menschen findet man zu einer neuen Beweglichkeit und Anpassungsfähigkeit.

Die Kommunikation wird leicht, und man empfindet sich als verbunden und vernetzt mit seiner Umwelt.

Übertriebene Selbstbeherrschung macht einem spontaneren Handeln Platz.

Vogelmiere macht uns flexibler und weicher. Die harten Prinzipien werden durch eine freundliche und wohlwollende Haltung ersetzt.

Vogelmiere lässt uns barmherzig werden.

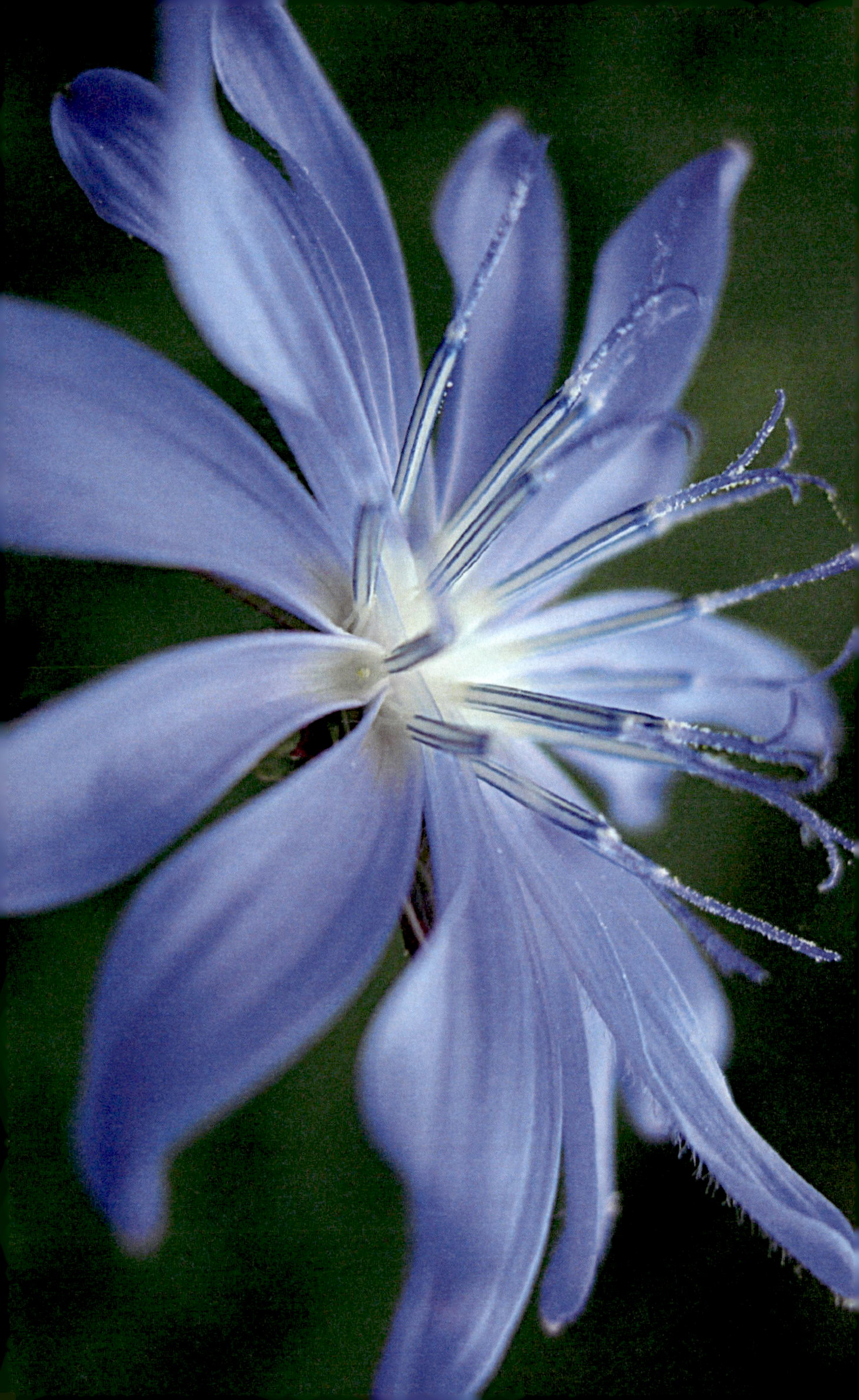

Wegwarte *Cichorium intybus*

DIE BLÜTE DER BEDINGUNGSLOSEN LIEBE

Was Ihnen fehlt:
Liebesbeziehungen, die frei von Machtansprüchen sind
Freiheit in Beziehungen
Freigebigkeit

Die Essenz der Wegwarte öffnet den Weg zu einer tiefen, selbstlosen Liebe, die völlig unabhängig von der eigenen Person ist. Sie lehrt zu geben, ohne dass man dafür eine Gegenleistung erwartet.

Man braucht andere Menschen nicht mehr als Bestätigung des eigenen Wertes. Sie müssen nicht mehr etwas leisten, um damit Aufmerksamkeit oder Dankbarkeit zu gewinnen oder die eigenen Minderwertigkeitsgefühle zu verdecken.

Die Blüte der Wegwarte öffnet das Herz. Die Quelle der Liebe kann in sich selbst gefunden werden – eine Quelle, die nie versiegt.

Mit dieser Erkenntnis kann man sich frei in eine neue Beziehung begeben.

WEGWARTE LÄSST BEDINGUNGSLOS LIEBEN.

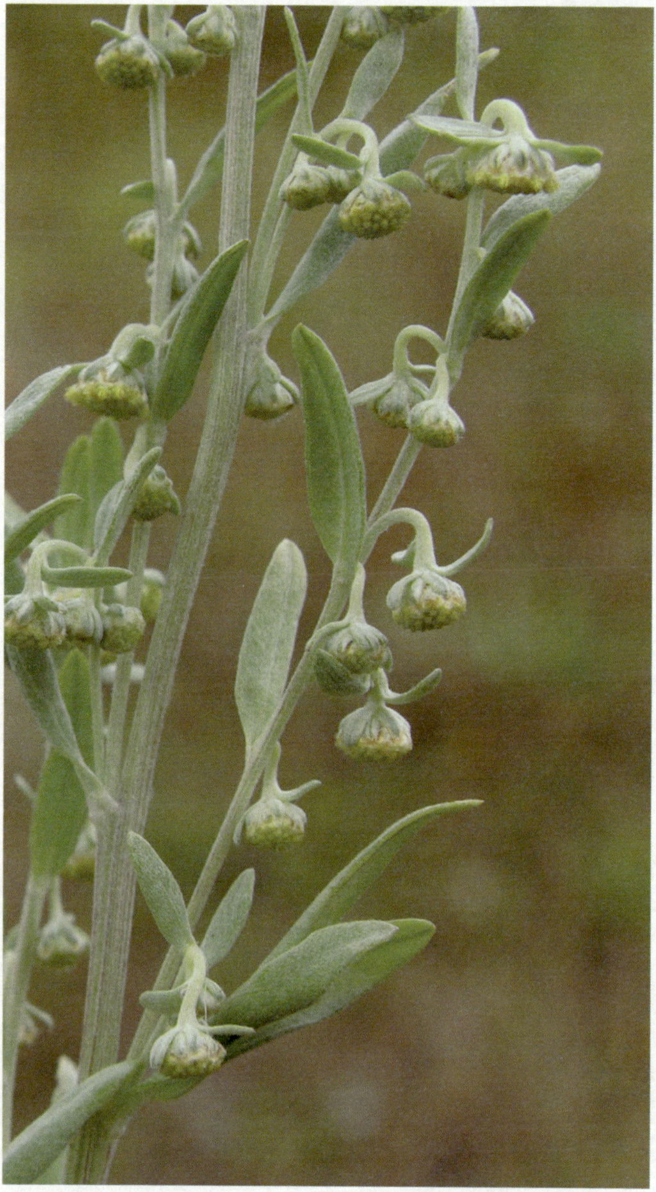

Wermut *Artemisia absinthium*

Die Blüte der Authentizität

Was Ihnen fehlt:
Echtheit
Aufrichtigkeit
Manipulationen erkennen zu können
Eigene Trugbilder zu sehen
Realistischer Blick aufs eigene Leben

Die Essenz der Wermutblüte entlarvt Dogmen und aufgesetzte Ideen, die uns beherrschen. Ideologien werden als solche offengelegt und Manipulationen werden gleichermaßen sichtbar.

Diese Essenz verhilft zu Aufrichtigkeit, Echtheit und Authentizität.

Die Blüte des Wermuts offenbart Lügen und Scheinbilder der anderen Menschen. Aber auch unsere eigenen Trugbilder und Manipulationen werden sichtbar. Unsere Sicht auf uns selbst und auf unsere Umwelt verändert sich, sie wird klar und realistisch.

Wermut ist der unverzerrte Blick in den Spiegel und in die Welt.

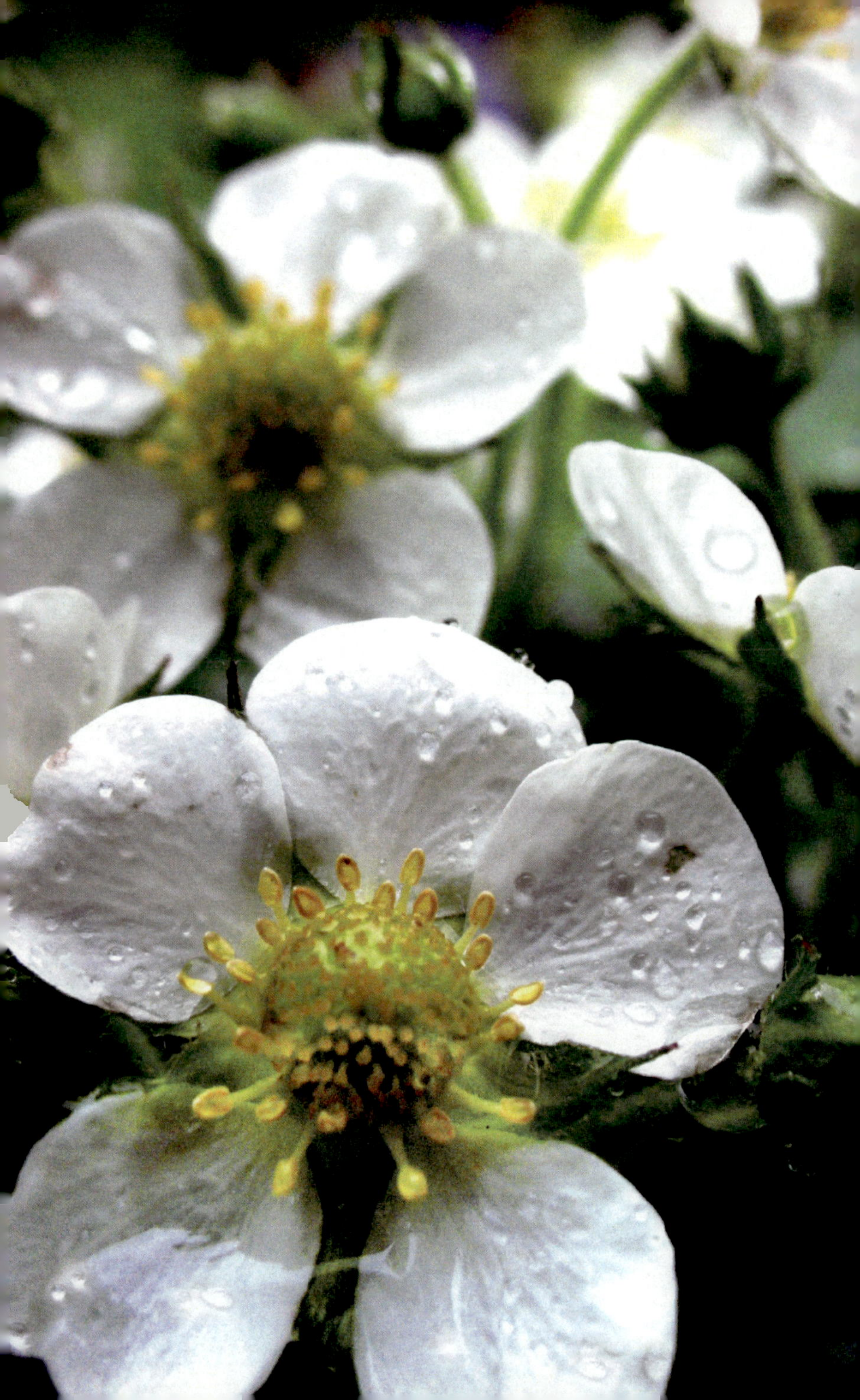

Wilde Erdbeere *Fragaria vesca*

DIE BLÜTE DER EIGENEN WÜRDE

Was Ihnen fehlt:
Stärkung der eigenen Würde
Stärkung des eigenen ‚Rückgrats'
Mut zur eigenen Großartigkeit
Gefühle zulassen zu können
Zentrierung

Die Essenz der Wilden Erdbeere (oder Walderdbeere) wahrt die eigene Würde.

Sie ist in den Zeiten angezeigt, in denen Selbstzweifel und Demütigungen die Persönlichkeit schwächen. Sie schenkt ein Gefühl der Erdung und Zentrierung.

Die Blüte lässt zu einem Gefühl der Würde und des Selbstwertes zurückfinden. Sie hilft dabei, die eigenen Gefühle wahrzunehmen. Besonders Männern hilft sie, Gefühle zuzulassen und diese auch zu leben.

Wilde Erdbeere öffnet ein Energiefeld, in dem neues Selbstvertrauen wachsen kann. Die wiedergefundene Selbstachtung stärkt das Rückgrat.

ERDBEERE LÄSST ERHOBENEN HAUPTES DURCHS LEBEN GEHEN.

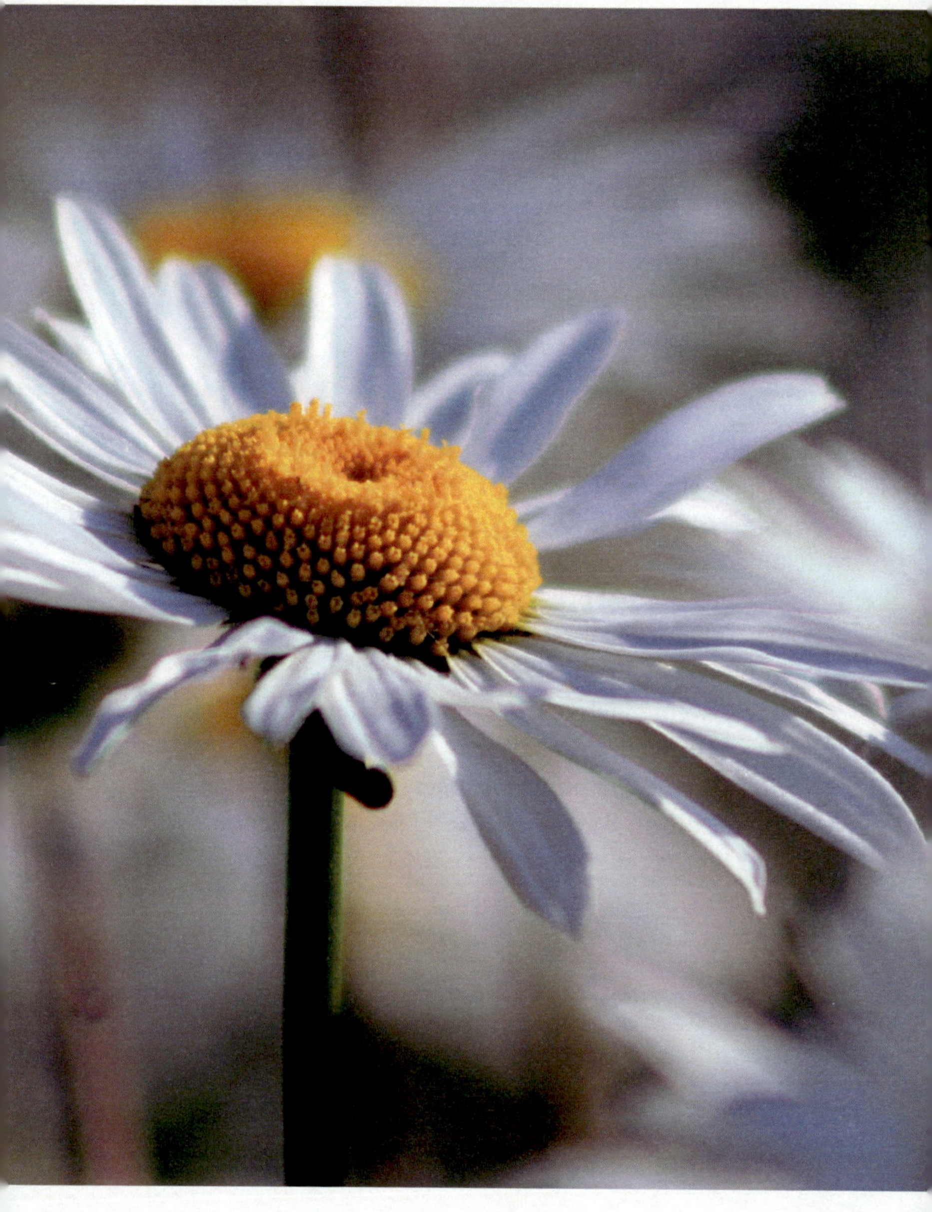

Wilde Margerite *Leucanthemum vulgare*

Die Blüte des Lernens

Was Ihnen fehlt:
Konzentration
Klarheit und Überblick
Die Fähigkeit, Zusammenhänge leicht zu erfassen
Leichtes Lernen
Unterstützung von Gedächtnis und Lernfähigkeit

Die Essenz der Wilden Margerite hilft, Erfahrenes tief und nachhaltig zu begreifen. Sie bringt einzelne Details in eine Ordnung und Gliederung. Sie strukturiert.

Einzelne Wissensfragmente und Informationen werden in einen sinnvollen Zusammenhang gebracht und in bereits Gelerntes integriert.

Die Wilde Margerite hilft uns, das neu Erlernte zu verstehen und zu behalten. Man ist konzentrierter, verliert sich nicht in einzelnen Details, sondern behält den Überblick. Mit diesen Fähigkeiten kann das gesamte eigene Wissen ausgeschöpft werden. Man fühlt sich dem Lernen wieder gewachsen, und die Freude an Neuem kehrt zurück.

Lernen macht Spass.

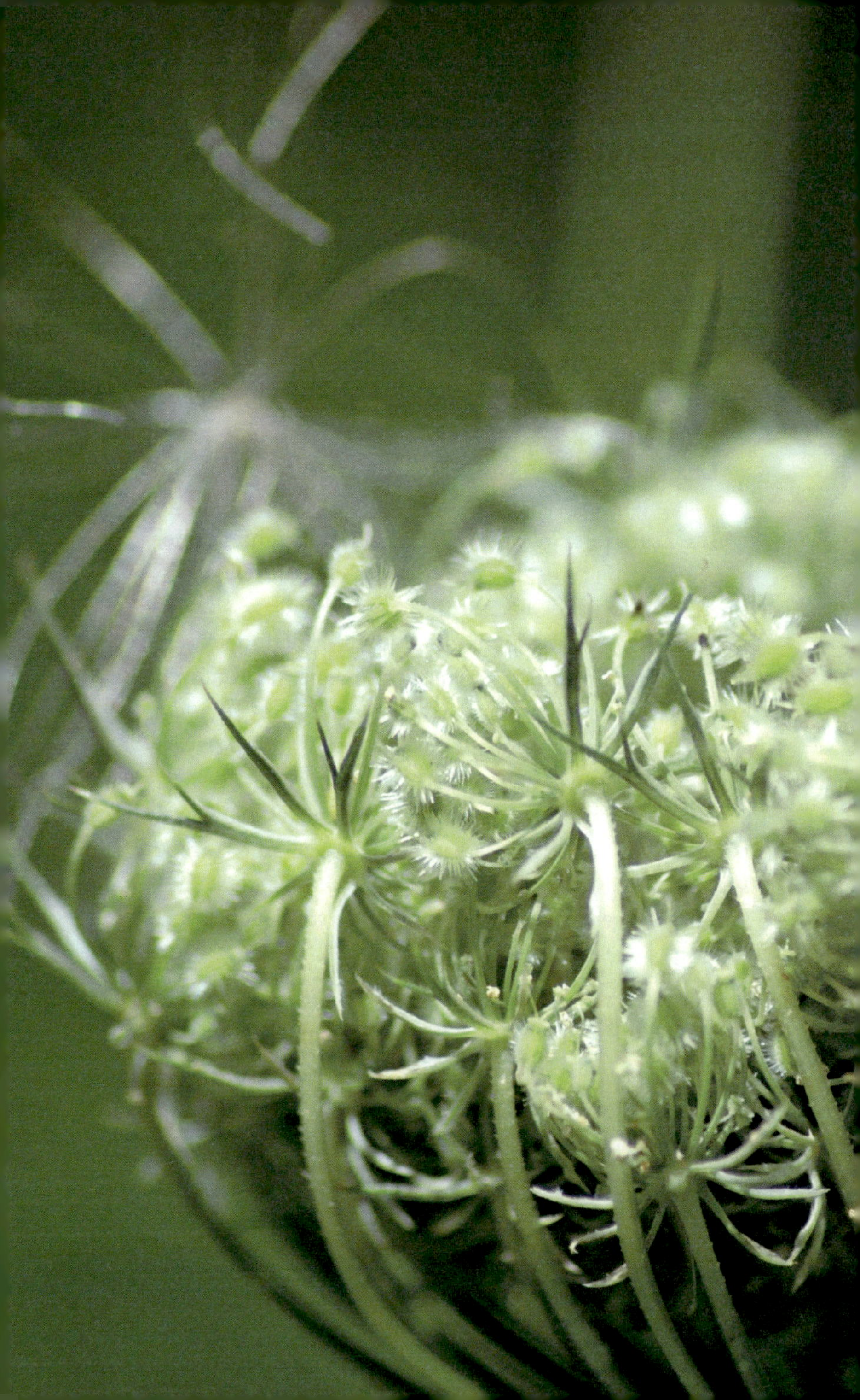

Wilde Möhre *Daucus carota*

Die Blüte der Macht

Was Ihnen fehlt:
Ihre eigene Macht anzunehmen
Entscheidungen zu treffen
Ein Gefühl für ihre eigenen Grenzen zu bekommen
Die eigenen Aggressionen anzunehmen und auszuleben
Sich nicht länger demütigen zu lassen
Traumata / Schuldgefühle nach einer Abtreibung zu lösen

Die Essenz der Wilden Möhre schenkt die weibliche Macht in ihrer Urform. Macht, die daraus resulltiert, Leben zu geben und zu nehmen. Wilde Möhre weckt die Furien und Lilith, die Unzähmbare.

Diese Blüte hilft, den eigenen Aggressionen zu begegnen und unmissverständliche Entscheidungen zu treffen. Man ist nicht mehr freundlich und höflich, wenn man es eigentlich gar nicht sein will. Man hält die eigene Meinung nicht mehr zurück, um Streit zu vermeiden.

Mit dieser Blüte wird die eigene Macht angenommen und kultiviert, um sie dann klug und weise einzusetzen. Zum Wohle und zum Besten aller.

Wilde Möhre ist das Weibliche im vollen Bewusstsein seiner Macht.

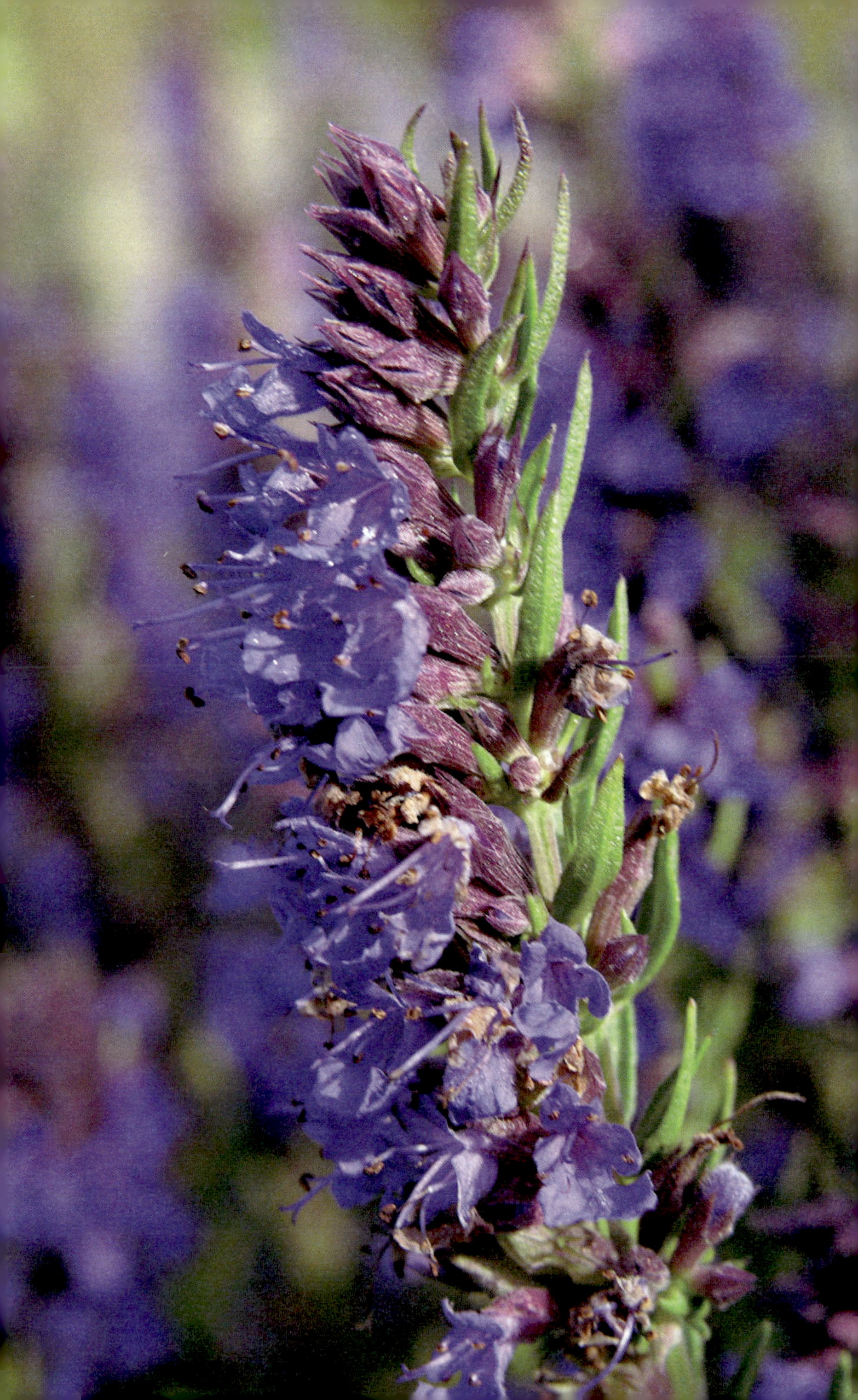

Ysop *Hyssopus officinalis*

Die Blüte des inneren Heilers

Was Ihnen fehlt:
Die Vergangenheit zu bereinigen
Verschüttete Traumata aufzudecken
Alte Wunden heilen zu lassen
Schuldgefühle zu verabschieden

Die Essenz des Ysop weckt den inneren Heiler. Sie hilft, verschüttete Traumata zu finden und hervorzuholen.

Sie schenkt Träume und lässt darüber wichtige Zusammenhänge verstehen.

Der eigene Blick bleibt nicht mehr an einzelnen Puzzleteilchen hängen, sondern wird frei für einen Überblick.

Diese Blüte schenkt eine Sicht auf das Leben, die das Ganze erkennen lässt. So können Verwicklungen erkannt und aufgelöst werden. Alte Wunden, die noch immer Schmerzen bereiten, können endlich zur Ruhe kommen und heilen.

Mit der Ysop-Essenz kann die Vergangenheit bereinigt und so der Weg frei gemacht werden, für ein Leben im Hier und Jetzt, ohne alten Schmerz und Schuldgefühle.

Ysop öffnet die Tür zur Gegenwart.

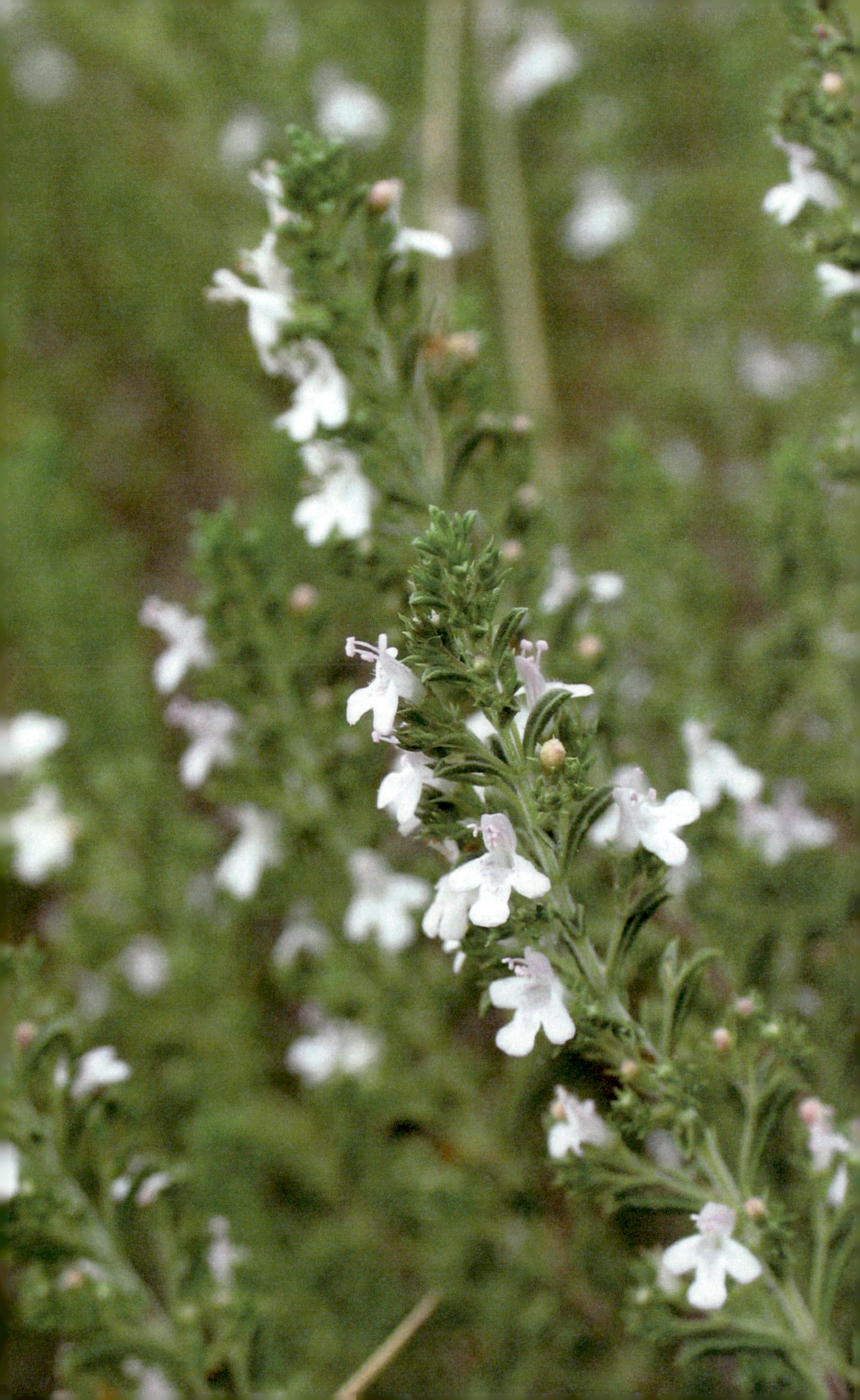

Zitronenmelisse *Melissa officinalis*

Die Blüte des Ausgleichs

Was Ihnen fehlt:
Entlastung von den Aufgaben des Alltags
Ausgeglichenheit
Ausbalancierung schwankender Gefühle
Leichtigkeit des Herzens
Freundlicher Gleichmut

Die Essenz der Zitronenmelisse öffnet unser Herz. Sie mildert starke Emotionen wie Wut, Zorn und Hass ab und entwickelt stattdessen Gelassenheit, Güte und Mitgefühl. Sie fördert die eigene Sensibilität und Intuition.

Die Blüte der Zitronenmelisse löst Stress und Anspannung. Durch ihre schützende Wirkung vor äußeren Reizen und Einflüssen hilft sie, in den eigenen Rhythmus zurückzufinden. So entstehen wieder innere Zufriedenheit und Herzensfreude.

Diese Blüte erfrischt und muntert auf.

»Das beste Kräutlein für das Herz« *Paracelsus*

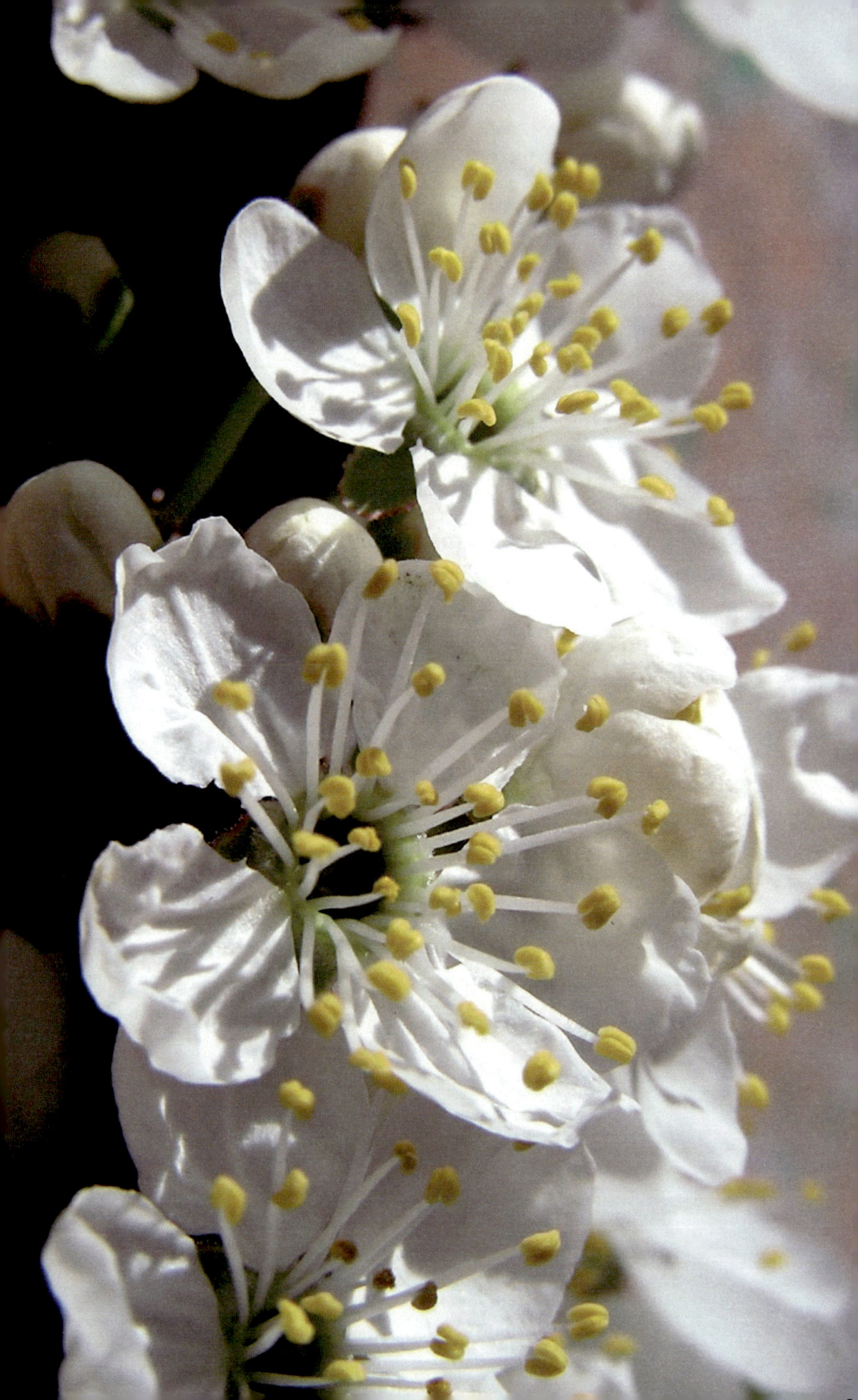

Zwetschge *Prunus domestica*

Die Blüte der Entlastung

Was Ihnen fehlt:
Zufriedenheit
Selbstbeherrschung
Gelassenheit
Entspannung
Das Gefühl, den Anforderungen des Lebens gewachsen zu sein

Die Essenz der Zwetschge schenkt Entlastung. In Zeiten, in denen man das Gefühl hat, unter Strom zu stehen, die Nerven zum Zerreißen gespannt sind oder man Angst davor hat, die Kontrolle zu verlieren, lässt sie die Welt in ihrer ganzen Fülle und Freundlichkeit wahrnehmen.

Mit dieser Blüte findet man eine neue Form der Selbstbeherrschung und Gelassenheit. Es ist möglich, sich innerlich zu entspannen und loszulassen. Der Druck weicht, man fühlt sich stabil und dem Leben mit seinen Anforderungen gewachsen. Die Hysterie weicht einem Gefühl von Ruhe und Zufriedenheit.

Die Blüte der Zwetschge vermittelt, dass die Welt vollkommen ist, so wie sie ist.

Das Leben wird nicht mehr als Bedrohung empfunden. Man kann ihm in Vertrauen und Offenheit begegnen.

Zwetschge schenkt Lebensfreude.

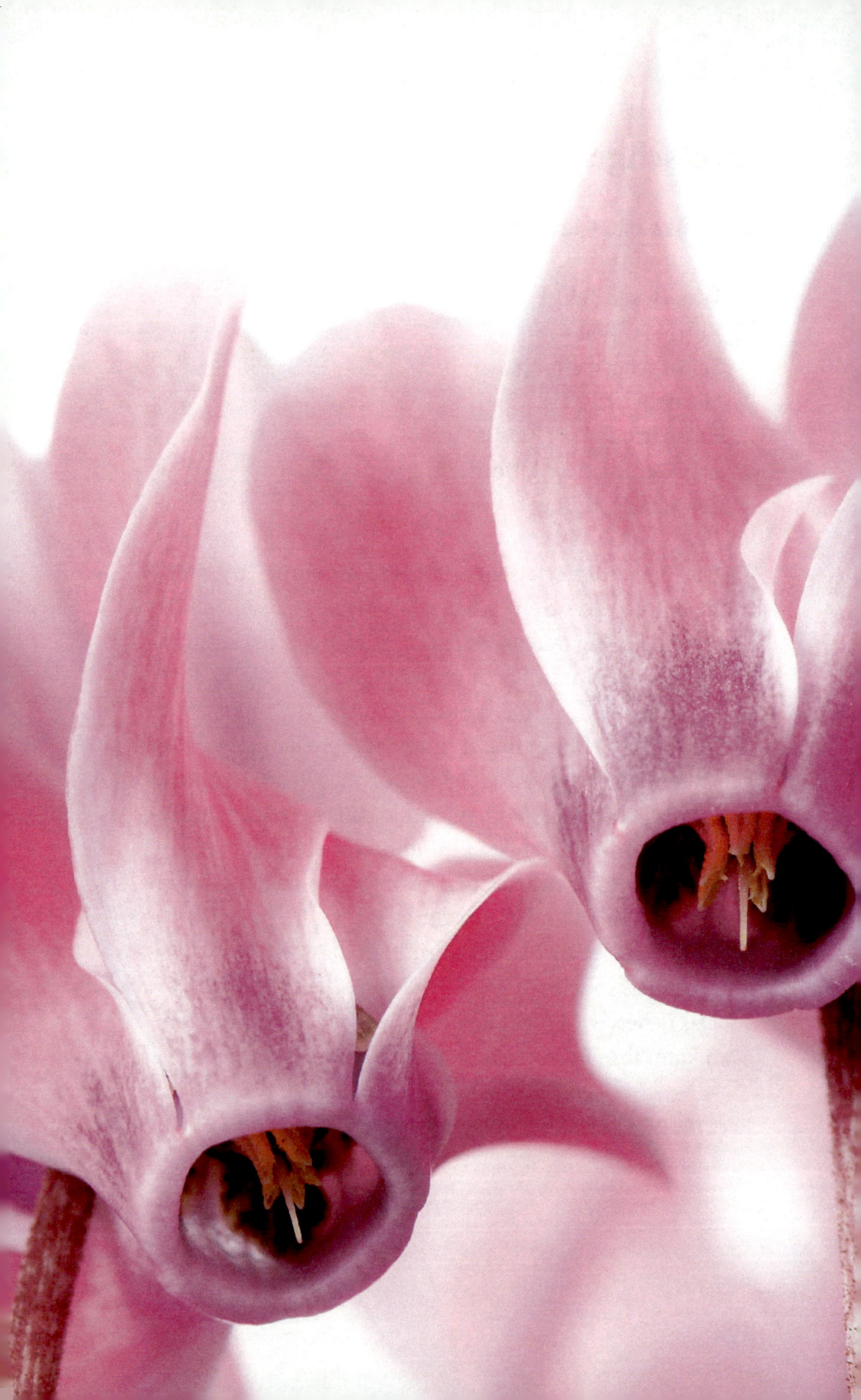

Zyklame *Cyclamen purpurascens*

DIE BLÜTE DER SCHÖNHEIT

Was Ihnen fehlt:
Selbstachtung
Ihre Individualität zu leben
Persönliche Entfaltung
Sich selbst Gutes zu tun
Gemeinschaft mit anderen
Sich selbst schön zu finden

Die Essenz der Zyklame (oder wildes Alpenveilchen) schenkt innere und äußere Schönheit.

Die persönliche Freiheit kann als Gewinn empfunden werden, und das Gefühl, dabei mit etwas Wesentlichem allein zu sein, kann weichen.

Diese Blüte hilft bei der Erkenntnis, dass man ein einmaliges Wesen ist, und gibt Mut diese Individualität zu leben. Der trotzige Stolz: „Ich brauche niemanden", der die persönliche Entfaltung nur behindert, kann aufgegeben werden.

Die Blüte der Zyklame macht Platz für eine in sich ruhende Selbstständigkeit und macht Mut, den eigenen Weg zu gehen.

DIESE ANKUNFT IN DER INDIVIDUALITÄT MACHT NACH INNEN UND NACH AUSSEN SCHÖN.

Bildnachweis:

fotolia: 100, 102, 104, 106, 108, 110, 112, 114, 116, 118, 120, 122, 124, 126, 130, 132, 134, 136, 140, 142, 144, 146, 148, 150, 152, 154, 156, 158, 160, 162, 164, 166, 168, 170, 172, 174, 176, 178, 180, 182, 184, 186, 188, 190, 192, 194, 196, 198
Christel Bühring, Flechtorf: 74, 81, 99, 128, 138
Peter Münkner, Braunschweig: 6, 10, 21, 39, 52, 62,
Heinrich Pyrrek, Wolfsburg: 31
Rudi Schoan, Wolfsburg: 2

Vielen Dank, Peter!

Bezugsquelle Schlangenberg®Essenzen:

Schlangenberg®Handelsgesellschaft mbH
Lugitsch 52
8091 Jagerberg
Österreich

+43 3477 29035
office@schlangenberg.at

www.schlangenberg.at